Ameet Jesrani
Nazish Khaliq

Papel da Tomografia Computorizada no Carcinoma Broncogénico

Ameet Jesrani
Nazish Khaliq

Papel da Tomografia Computorizada no Carcinoma Broncogénico

Tomografia Computorizada e Carcinoma Broncogénico

ScienciaScripts

Imprint

Cover image: www.ingimage.com

This book is a translation from the original published under ISBN 978-620-2-02903-2.

Publisher:
Sciencia Scripts
is a trademark of
Dodo Books Indian Ocean Ltd. and OmniScriptum S.R.L publishing group

120 High Road, East Finchley, London, N2 9ED, United Kingdom
Str. Armeneasca 28/1, office 1, Chisinau MD-2012, Republic of Moldova, Europe
Printed at: see last page
ISBN: 978-620-8-18894-8

Conteúdo

RESUMO

INTRODUÇÃO

O cancro do pulmão é um dos tumores malignos mais comuns em todo o mundo e é responsável por mais mortes por ano do que os cancros da mama, da próstata, do cólon e dos ovários em conjunto? No mundo ocidental, é a principal causa de morte relacionada com o cancro, representando 32% nos homens e 25% nas mulheres, e o grupo etário mais afetado situa-se entre os 40 e os 70 anos.

OBJECTIVO

Determinar a precisão do diagnóstico da tomografia computadorizada com contraste na deteção do carcinoma broncogénico, tomando a histopatologia como padrão de ouro.

MATERIAL E MÉTODOS

CONCEPÇÃO DO ESTUDO:

Estudo transversal.

CONJUNTO:

Departamento de Radiologia, Hospital Nacional Liaquat

DURAÇÃO DO ESTUDO:

Sete meses, ou seja, 1st maio-30th Nov 2010 .

TAMANHO DA AMOSTRA:

Sensibilidade=88,9%

Especificidade=92,6%

P=20%[5]

d=10%

IC=95% n=157

TÉCNICA DE AMOSTRAGEM:

Não probabilística propositada.

SELECÇÃO DE AMOSTRAS

CRITÉRIOS DE INCLUSÃO:

- Doentes com idades compreendidas entre 45-70 anos.
- Doentes com nódulo pulmonar ou lesão suspeita na radiografia.
- Doentes com história de hemoptise, perda de peso, tosse e dor torácica há mais de dois meses.

CRITÉRIOS DE EXCLUSÃO:

- Doentes com doença maligna já diagnosticada.
- Doentes alérgicos ao material de contraste.

PROCEDIMENTO DE RECOLHA DE DADOS:

Foram incluídos no estudo os doentes encaminhados para o departamento de radiologia do LNH a partir do OPD e da enfermaria para a realização de uma tomografia computorizada do tórax, clinicamente suspeitos de terem carcinoma broncogénico. O procedimento e o objetivo do estudo foram explicados ao doente. Foi obtido o consentimento informado. Foi obtida a aprovação do comité de ética. Os critérios de inclusão e exclusão foram rigorosamente respeitados. A TC foi efectuada num scanner Toshiba Asteion Multi Slice com contraste I/V por um técnico com pelo menos quatro anos de experiência. As imagens axiais foram obtidas com os doentes deitados em posição supina. Os valores de exame foram 5 mm de espessura de secção; 17,2 segundos de tempo médio de exame, 7 mm de intervalo de reconstrução, 200 mAs e 120 KVP.

As imagens foram analisadas por um radiologista sénior em consola com mais de 5 anos de experiência pós-faculdade. O mesmo radiologista avaliou o doente incluído no estudo. Os dados biográficos do doente, a duração das queixas apresentadas (conforme mencionado nos critérios de inclusão) e os resultados da TC foram registados no formulário. Todos os doentes foram então submetidos a biópsia, efectuada por um radiologista experiente com, pelo menos, quatro anos de experiência após a realização da TC, tendo as amostras sido enviadas para histopatologia. Os resultados foram registados no respetivo formulário e comparados com o diagnóstico da TAC pelo investigador principal.

ANÁLISE DE DADOS:

Os dados dos doentes foram recolhidos e analisados através do programa SPSS (Statistical Package for Social Sciences) versão 14. A estatística descritiva e as percentagens foram calculadas para a apresentação das variáveis qualitativas, incluindo os resultados da TC e da biopsia. A idade do doente foi apresentada por média ± DP. A sensibilidade, a especificidade, os valores preditivos negativos e positivos e a precisão do diagnóstico da TC para o carcinoma broncogénico foram calculados tendo em conta os resultados histopatológicos como padrão de ouro.

CAPÍTULO 1. INTRODUÇÃO:

O cancro do pulmão é uma das neoplasias malignas mais comuns em todo o mundo e é responsável por mais mortes por ano do que os cancros da mama, da próstata, do cólon e dos ovários em conjunto.[1,2] No mundo ocidental, é a principal causa de morte relacionada com o cancro, representando 32% nos homens e 25% nas mulheres, e o grupo etário afetado situa-se entre os 40 e os 70 anos. Nos países em desenvolvimento, como o Paquistão, a taxa de mortalidade por cancro do pulmão está a aumentar continuamente, mas a verdadeira incidência não é conhecida no Paquistão devido à falta de dados disponíveis.[3,4] A incidência de cancro broncogénico nos EUA foi de 13% no ano de 2007.[5] O prognóstico da doença é definitivamente mau, com uma sobrevivência de 5 anos de 10 a 15%.[6]

Os quatro tipos mais comuns, nomeadamente os carcinomas de células escamosas, de pequenas células, de adeno e de grandes células, representam mais de 90% dos casos de carcinoma broncogénico. No entanto, as manifestações são diferentes nos quatro tipos. [7] O consumo de cigarros é considerado o principal fator de risco do carcinoma broncogénico e está implicado em mais de 85% dos casos. [2] Outros factores de risco incluem a exposição ao amianto, à radioatividade e a alguns produtos químicos industriais como o urânio, a hematite, o breu blende, o cromato, o níquel e o arsénico. [4] A maioria dos casos é inicialmente detectada por uma radiografia simples do tórax, mas esta é considerada uma medida pouco sensível para detetar a doença em fase inicial e, em especial, o envolvimento do mediastino. [8] A tomografia computorizada pode detetar a doença em fase inicial 6 a 10 vezes mais frequentemente do que as radiografias simples do tórax. [9] A sensibilidade das radiografias de tórax para o cancro do pulmão é de 78,3%. [10] A RM e a PET são modalidades utilizadas em situações em que a TC é equívoca devido às suas limitações. [11,12]

A tomografia computorizada é considerada a modalidade de escolha devido à sua melhor resolução espacial e permite uma caraterização precisa do tamanho, contorno, extensão e composição dos tecidos da lesão suspeita.[13]

A sensibilidade da tomografia computorizada com contraste para o cancro do pulmão é de 88,9%, com uma especificidade de 92,6%, o que a torna superior às radiografias simples em termos de sensibilidade.[10] Pode também indicar a presença ou ausência de líquido, o contorno dos espaços pleurais e a presença ou não de nódulos ou massas na superfície pleural.[8]

JUSTIFICATIVA:

A razão de ser do meu estudo é determinar a eficácia da TC na deteção precoce do cancro do pulmão. Uma vez que a maioria dos casos é detectada numa fase tardia, quando a terapia é mais frequentemente para fins paliativos ou para aumentar a sobrevivência. Por conseguinte, a deteção precoce melhorará definitivamente a taxa de mortalidade e a sobrevivência de 5 anos dos doentes e reduzirá também os encargos financeiros para o sistema de saúde. Reduz também a necessidade de biópsia, o que diminui a adesão do doente e aumenta a morbilidade da doença. A tomografia computadorizada é uma modalidade segura, não invasiva e de fácil acesso que pode ajudar o médico no diagnóstico e no estadiamento do carcinoma broncogénico.

CAPÍTULO 2. REVISÃO DA LITERATURA

INTRODUÇÃO À TOMOGRAFIA COMPUTORIZADA:

A introdução da tomografia computorizada no domínio da imagiologia de diagnóstico clínico no início da década de 1970. Quando a tomografia computorizada (TC) foi utilizada pela primeira vez, o tempo de exame era de cerca de 1 a 2 minutos e o tempo de reconstrução por corte era de 1 a 5 minutos. Em meados da década de 1980, a melhoria do tempo de exame permitiu a captura de 8 a 12 cortes por minuto e o tempo de reconstrução era inferior a 10 segundos por corte. A década de 1990 trouxe a digitalização helicoidal, outro salto na tecnologia de TC.

A imagiologia do corpo humano resulta em projecções formadas pelo varrimento de uma fina secção transversal do corpo com um feixe de raios X, sendo a radiação transmitida medida por um detetor de radiação sensível. Este detetor não forma a imagem, mas soma a energia de todos os fotões transmitidos. Esta energia, sob a forma de um dado numérico, é depois processada por computador para reconstruir uma imagem. A principal diferença entre as várias gerações de tomógrafos reside na configuração da fonte de raios X e do conjunto detetor .[14]

SCANNERS DE PRIMEIRA GERAÇÃO:

O feixe de raios X foi finamente colimado (como um lápis) para o tamanho exato dos dois detectores lado a lado. O doente permaneceu numa posição durante todo o exame, enquanto a gantry se movia através de dois tipos de movimento, um linear e outro rotativo (denominado movimento de translação-rotação). O tempo total de exame para cada estudo foi de aproximadamente 25 minutos.

SCANNERS DE SEGUNDA GERAÇÃO:

Os scanners de segunda geração eram também do tipo translate-rotate. Após a primeira geração de scanners, a ênfase dos projectos posteriores foi a redução do tempo de varrimento para cada corte tomográfico. Isto foi conseguido eliminando o conceito do feixe de lápis e dos detectores emparelhados e adoptando um feixe em forma de leque e uma configuração de detectores múltiplos.

O número de detectores pode chegar a 30. Os movimentos do conjunto tubo de raios X-detectores eram lineares e rotativos, semelhantes aos dos scanners de primeira geração, mas os passos rotativos eram maiores, assim como os movimentos lineares, uma vez que o maior número de detectores era capaz de recolher mais dados. Devido à presença de uma matriz de detectores múltiplos, uma única translação resultava na recolha do mesmo número de pontos de dados que teria sido necessário obter com um scanner de primeira geração em várias translações. Os scanners de segunda geração produziram uma imagem tomográfica num intervalo de 10 a 90 segundos, dependendo das especificações do fabricante.

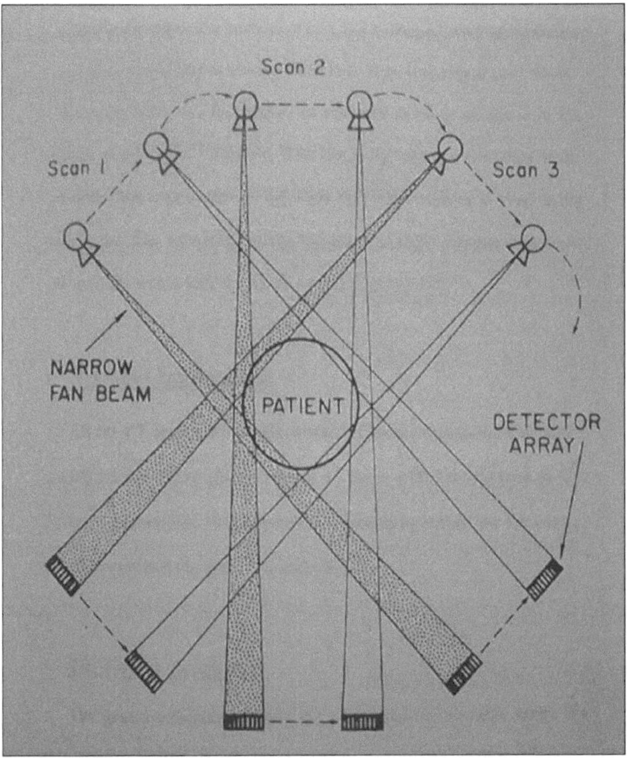

FIGURA 1: DESENHO ESQUEMÁTICO DO SCANNER CT DE PRIMEIRA GERAÇÃO

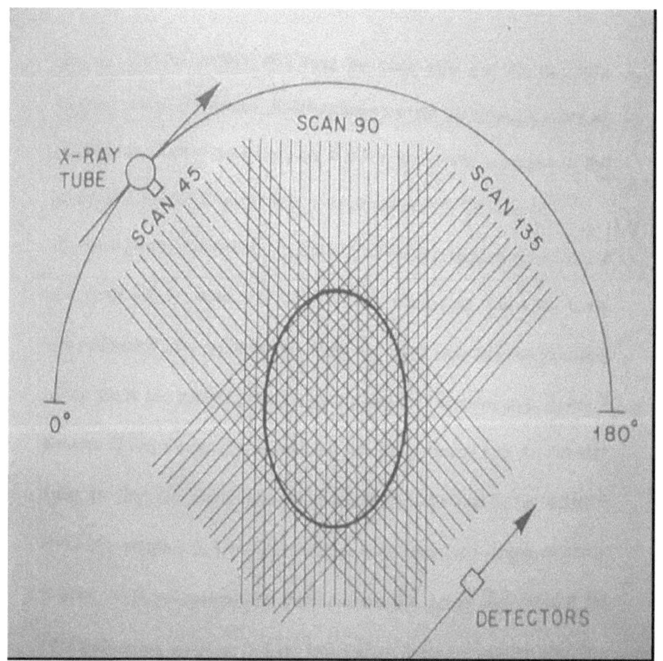

FIGURA 2: DESENHO ESQUEMÁTICO DO SCANNER CT DE SEGUNDA GERAÇÃO

SCANNERS DE TERCEIRA GERAÇÃO:

Em 1975, a General Electric Company introduziu um aparelho de TAC em que o movimento de translação foi completamente eliminado. O único movimento era o movimento de rotação, com o tubo de raios X e os detectores a rodarem em torno do doente. Esta foi conhecida como a geometria do feixe em leque ou a geometria de terceira geração e levou a uma redução drástica do tempo total de exame, com um único exame a ser reproduzido em 4,9 segundos[14] . Tem vários detectores alinhados ao longo do arco de um círculo cujo centro é o ponto focal do tubo de raios X. O feixe de raios X foi colimado num feixe em leque. Tanto o tubo de raios X como os detectores rodam em torno do doente (geometria de rotação-rotação) em círculos concêntricos.

SCANNERS DE QUARTA GERAÇÃO:

A conceção da quarta geração do scanner de TC era muito semelhante à da terceira geração anterior, sendo um movimento apenas de rotação, mas com as máquinas de quarta geração era a fonte de raios

X que rodava enquanto o conjunto do detetor permanecia estacionário. O feixe de raios X tinha a forma de um leque, tal como se via no antecessor do tomógrafo de quarta geração. Com a ampola de raios X e o feixe nos ângulos previamente descritos, apenas eram lidos os detectores que estavam expostos ao feixe de raios X. A vantagem do feixe em leque/multiplos detectores era a rapidez com que o exame podia ser efectuado .[15]

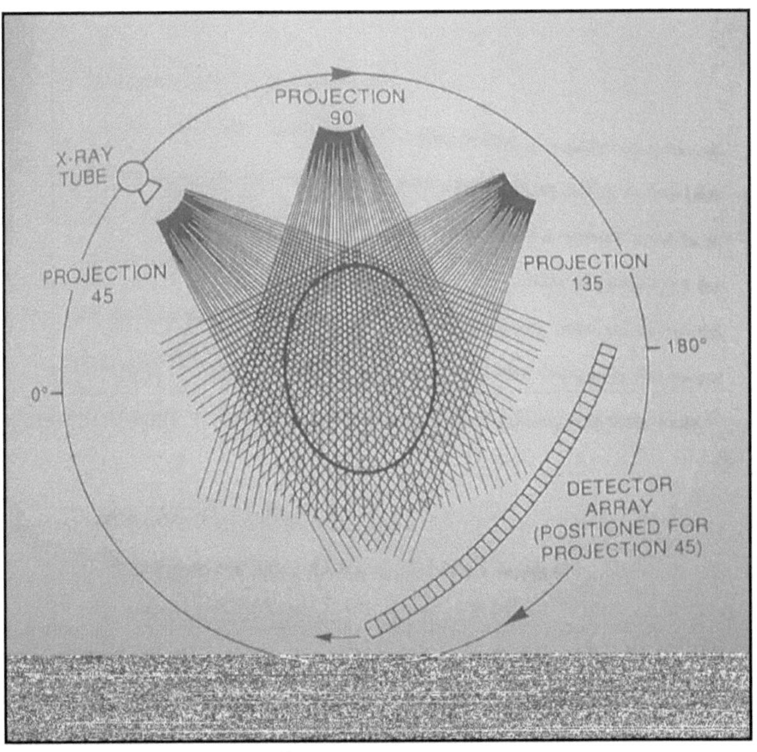

FIGURA 3: DESENHO ESQUEMÁTICO DO SCANNER CT DE TERCEIRA GERAÇÃO ROTATE-ROTATE

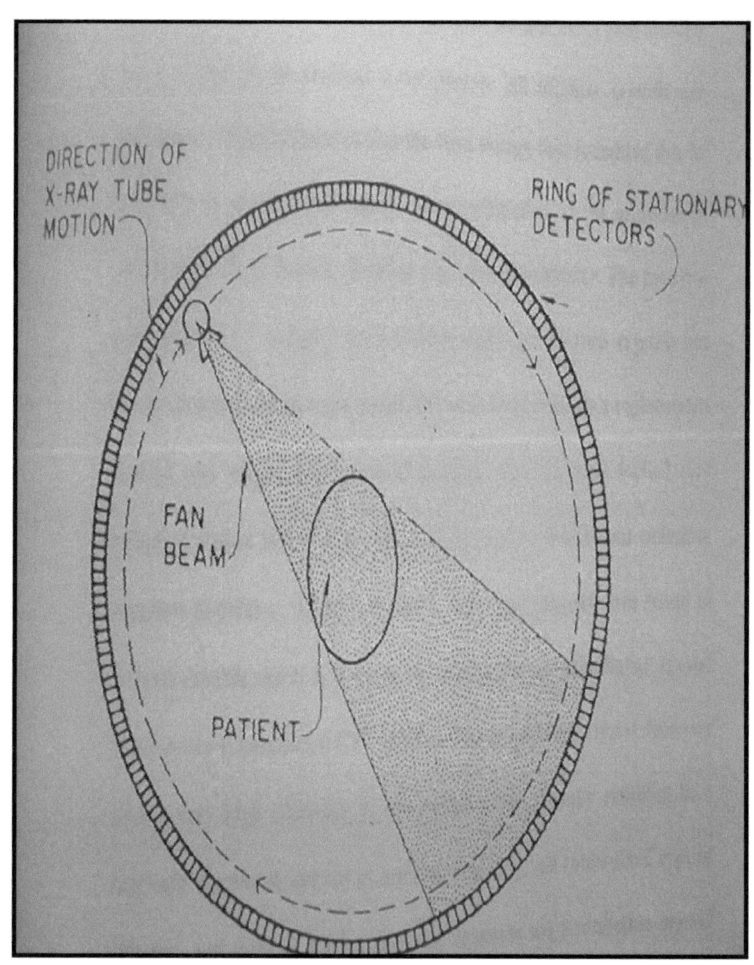

FIGURA 4: DESENHO ESQUEMÁTICO DE UM SCANNER CT DE QUARTA GERAÇÃO FIXO POR ROTAÇÃO.

FÍSICA DA TOMOGRAFIA COMPUTORIZADA HELICOIDAL:

A introdução de scanners de TC helicoidais ofereceu vantagens definitivas sobre os scanners de TC convencionais e provou ser a vanguarda dominante da tomografia computorizada na última década. Ao mesmo tempo, os avanços na capacidade de computação e na conceção de estações de trabalho levaram à evolução da renderização 3D com parâmetros de visualização variáveis .[16]

O CONCEITO HELICOIDAL:

Este método único de digitalização não recolhe dados para cortes discretos; em vez disso, durante a realização da digitalização, a mesa do doente move-se suave e continuamente na direção ao longo do *eixo z*, enquanto a fonte de radiação se move num percurso circular equidistante à volta do doente. Isto resulta na produção de um conjunto de dados que é um volume helicoidal contínuo e sem falhas. Por outras palavras, existe uma aquisição contínua de dados ao longo do volume de interesse. O raio X traça uma espiral na superfície do doente, resultando numa hélice de dados de projeção em bruto a partir da qual são geradas imagens planas. Cada rotação do tubo gera dados específicos para um plano angular de secção. Para obter uma imagem transaxial verdadeira, os pontos de dados acima e abaixo do plano de secção pretendido têm de ser interpolados para estimar o valor dos dados no plano transaxial. A maior largura do colimador resultaria num maior influxo de fotões, com o resultado final de uma redução do ruído e de uma maior sensibilidade ao contraste. O segundo parâmetro é a velocidade de translação do doente, sendo que velocidades mais rápidas resultam numa maior cobertura do doente. Esta quantidade adimensional é designada por "pitch", que é definida como a distância, normalmente em milímetros, que a marquesa se desloca durante uma rotação do tubo de raios X. O "rácio do passo" compara a distância entre as rotações helicoidais e a espessura do corte colimado. Não tem unidades e é definido como o passo dividido pela espessura do corte colimado. Diminuir o passo ou a relação de passo encurta a hélice, enquanto que aumentar o passo ou a relação de passo aumenta a hélice. Ao aumentar o passo ou o rácio do passo e a hélice, a cobertura do doente aumenta e a dose do doente diminui [17]

Durante o varrimento helicoidal, uma rotação completa do tubo de raios X é designada por revolução e resulta na acumulação dos dados necessários para a reconstrução da imagem. Este conjunto de dados adquiridos é conhecido como o volume helicoidal. Além disso, durante o exame helicoidal, os valores exactos do conjunto completo de dados em torno do doente numa determinada posição da marquesa não são conhecidos devido ao movimento constante da marquesa. Este processo de interpolação helicoidal resulta numa estimativa dos dados de exame que teriam sido adquiridos num exame axial e é efectuado antes de qualquer reconstrução, de modo a que os dados de exame modificados, quando reconstruídos, possam produzir uma representação clinicamente aceitável de uma secção transversal da anatomia.

TOMOGRAFIA COMPUTORIZADA MULTIDETECTORES:

A tomografia computadorizada helicoidal multidetectores (Multislice) pode ser considerada a segunda revolução na tomografia computadorizada desde a introdução da tomografia helicoidal simples em 1989. Em 1992, foi introduzido o scanner helicoidal de secção dupla, o primeiro scanner multi-slice. Em 1998, vários fabricantes lançaram a geração seguinte de scanners multidetectores - a "secção quádrupla".

Com a introdução dos scanners de TC multidetectores, houve um grande avanço na imagiologia por TC de todas as áreas do corpo. As vantagens da TC de quatro secções em relação à TC helicoidal de secção única são significativas[18,19] . O exame pode ser realizado com secções mais finas, o que conduz a uma maior resolução espacial ao longo do eixo longitudinal do doente. A digitalização pode ser realizada muito mais rapidamente, resultando numa melhor resolução temporal e na redução dos artefactos de movimento. O material de contraste administrado por via intravenosa pode ser administrado a uma velocidade mais rápida, aumentando o realce do contraste nas imagens. Estes factores combinam-se para melhorar a resolução espacial, temporal e de contraste das imagens, aumentando significativamente a precisão do diagnóstico do exame .[20]

Outras grandes vantagens da TC multi-slice são um maior conforto para o doente, sob a forma de menor tempo e menos retenções respiratórias na aquisição de imagens corporais, evitando um posicionamento incómodo para a aquisição de imagens coronais e minimizando a sedação em doentes pediátricos. Os doentes em estado crítico também podem ser examinados muito mais rapidamente.

A MSCT permite uma avaliação mais rápida e superior dos doentes num vasto espetro de indicações clínicas. Aplicações como a imagiologia isotrópica, angiografia por TC, endoscopia virtual, aplicações músculo-esqueléticas, utilização de reformação multiplanar em situações especiais e imagiologia cardíaca são agora realizadas com resultados excelentes e de forma consistente.

A TC multissecção é superior à TC helicoidal de secção única para quase todas as aplicações clínicas.

ANATOMIA DO PULMÃO:

Os pulmões são os órgãos da respiração. São em número de dois, colocados um de cada lado no tórax e separados um do outro pelo coração e outros conteúdos do mediastino.

Cada pulmão é de forma cónica e tem um ápice, uma base, três bordos e duas superfícies. O ápice é arredondado e se estende até a raiz do pescoço, alcançando de 2,5 a 4 cm acima do nível da extremidade esternal da primeira costela.

A base é larga, côncava e assenta na superfície convexa do diafragma, que separa o pulmão direito do lobo direito do fígado e o pulmão esquerdo do lobo esquerdo do fígado, do estômago e do baço. O diafragma é mais alto à direita do que à esquerda, pelo que a concavidade da base do pulmão direito é mais profunda do que a do esquerdo.

O pulmão direito está dividido em três lóbulos, enquanto o esquerdo está dividido em dois lóbulos.

Estes lobos são subdivididos em lóbulos. No pulmão direito, o lobo superior divide-se em segmentos apical, anterior e posterior e o lobo médio em segmentos medial e lateral. O lobo inferior direito tem os segmentos apical, basal anterior, basal posterior, basal medial e basal lateral.

O lobo superior esquerdo é constituído pelos segmentos apicoposterior e anterior e pela língula, que é constituída pelos segmentos lingular superior e lingular inferior. O lobo inferior esquerdo divide-se nos segmentos apical, basal lateral, basal anteriomedial e basal posterior.

FISSURAS:

Existem duas fissuras principais e algumas acessórias. As fissuras principais são as fissuras oblíqua e horizontal[21] . As fissuras acessórias incluem a fissura ázigo, a fissura acessória superior, a fissura acessória inferior e a fissura horizontal do lado esquerdo.

A fissura oblíqua é semelhante nos pulmões direito e esquerdo. A fissura oblíqua esquerda é mais orientada verticalmente do que a direita. O aspeto medial de cada fissura passa pelo hilo.

A fissura horizontal separa o lobo superior e médio do pulmão direito. Corre horizontalmente do hilo para as superfícies anterior e lateral do pulmão direito ao nível da quarta cartilagem costal. O seu limite posterior é a fissura oblíqua, que se encontra ao nível da sexta costela na linha axilar média.

A fissura ázigo tem a forma de uma vírgula com uma base triangular na periferia. É quase sempre do lado direito. Forma-se no ápice do pulmão e é constituída por pregas emparelhadas da pleura parietal e visceral mais a veia ázigo, que não conseguiu migrar normalmente. Quando do lado esquerdo, a fissura contém a veia hemiázigo.

A fissura acessória superior separa os segmentos apical e basal do lobo inferior, sendo comum no lado direito. A fissura acessória inferior aparece como uma linha oblíqua que corre cranialmente do ângulo cardiofrénico em direção ao hilo e separa os segmentos basais mediais dos outros segmentos basais. Também é comum no lado direito. A fissura horizontal do lado esquerdo separa a língula dos outros segmentos do lobo superior.

Na TC convencional, as fissuras são menos visíveis do que nas radiografias simples, sendo vistas como regiões de avascularização no córtex externo do lóbulo, onde os vasos afilados são menos visíveis. As linhas discretas só são vistas se o eixo vertical da fissura for perpendicular ao plano do corte de TC, o que por vezes ocorre em partes da fissura oblíqua, mas não na fissura transversal. Na TCAR, as fissuras são vistas como linhas nítidas.

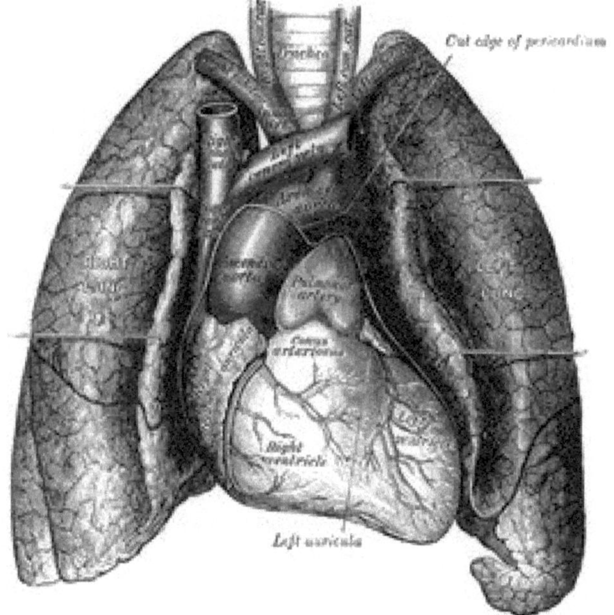

FIGURA 5: VISTA ANTERIOR DO CORAÇÃO E DOS PULMÕES[22]

BRONCHI

Os brônquios são ramos condutores para o transporte de ar. Ao nível da vértebra T5, a traqueia divide-se em brônquios principais direito e esquerdo .

O brônquio direito é mais largo, mais curto e mais vertical do que o brônquio esquerdo. O brônquio do lobo superior direito surge quase imediatamente após a bifurcação da traqueia, entrando no hilo separadamente e dividindo-se depois em brônquios apicais e posteriores. O brônquio direito continua como um brônquio intermédio que se divide em brônquios do lobo médio e inferior. O brônquio do lobo médio tem divisões medial e lateral. O brônquio do segmento apical do lobo inferior sai do lado oposto ao brônquio do lobo médio. O brônquio do lobo inferior divide-se em quatro brônquios do segmento basal: posterior, anterior, lateral e medial.

O brônquio principal esquerdo é mais longo e mais estreito do que o brônquio principal direito. O brônquio do lobo superior divide-se em brônquios anteriores e apicoposteriores. O brônquio do lobo lingular sai do brônquio do lobo superior e tem divisões superior e inferior.

Existem 300.000 vias aéreas ramificadas desde a traqueia até ao bronquíolo, com uma média de 23 gerações de vias aéreas. O ácino é funcionalmente a subunidade mais importante do pulmão. Todo o tecido parenquimatoso distal a um bronquíolo terminal, constituído por 2-5 gerações de bronquíolos respiratórios, ductos alveolares, sacos alveolares e alvéolos, constitui o ácino. Participa nas trocas gasosas, mas não é visível radiologicamente.

O lóbulo pulmonar primário é composto pelo ducto alveolar e pelo saco alveolar a ele ligado. O lóbulo pulmonar secundário é a porção mais pequena do pulmão rodeada por septos de tecido conjuntivo. É uma unidade pulmonar anatómica e funcional básica que se apresenta como um poliedro irregular, separada entre si por finos septos fibrosos e fornecida por 3-5 bronquíolos terminais e contém 3-24 ácinos. No centro, o núcleo lobular contém ramos de bronquíolos terminais e arteríolas pulmonares. Perifericamente, estão presentes a veia pulmonar e os vasos linfáticos. Na TCAR, estes são linhas finas pouco visíveis de atenuação aumentada em contacto com a pleura.

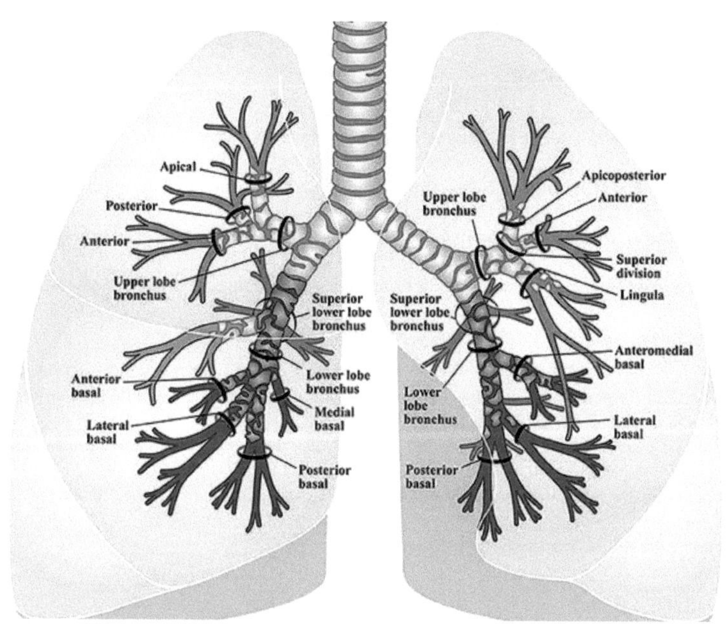

FIGURA: 6 ÁRVORE TRAQUEOBRÔNQUICA

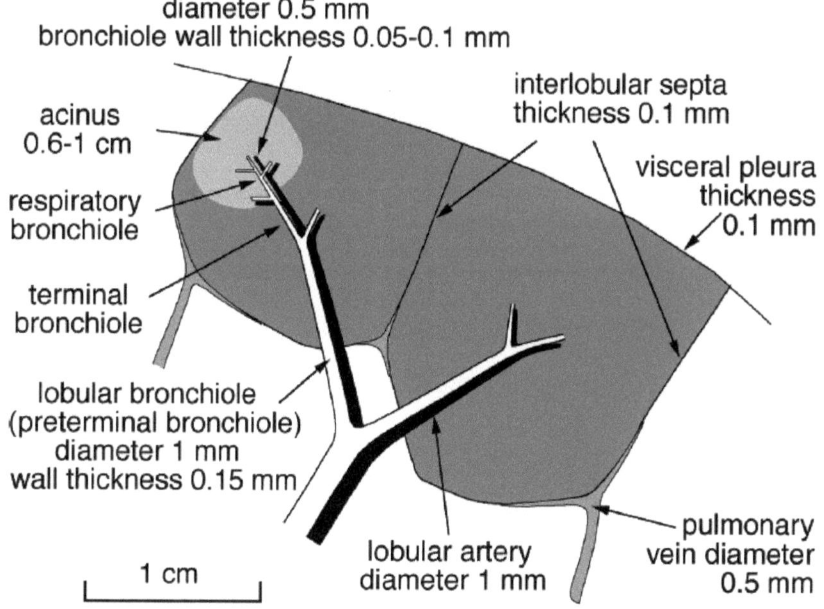

FIGURA NO. 7: O DIAGRAMA MOSTRA A ANATOMIA E AS DIMENSÕES DO LÓBULO SECUNDÁRIO. DOIS LÓBULOS PULMONARES SECUNDÁRIOS NA PERIFERIA DO PULMÃO SÃO

ILUSTRADOS COM AS DIMENSÕES APROXIMADAS DOS SEUS COMPONENTES INDICADAS .[23]

ABASTECIMENTO DE SANGUE:

As artérias pulmonares e as artérias brônquicas irrigam o pulmão. As artérias pulmonares subdividem-se em artérias segmentares que acompanham os brônquios segmentares, na sua maioria na superfície póstero-lateral. As artérias pulmonares irrigam apenas os alvéolos. Em 90% dos indivíduos, as artérias brônquicas têm origem na aorta torácica. Normalmente, há uma artéria brônquica direita e duas artérias brônquicas esquerdas, que irrigam os brônquios, a pleura visceral e o tecido conjuntivo dos pulmões.

As veias brônquicas formam dois sistemas distintos. As veias profundas formam uma rede de veias em torno do interstício pulmonar e comunicam livremente com as veias pulmonares. Também formam um tronco de veias brônquicas que drena para o sistema pulmonar. As veias brônquicas superficiais drenam para a veia ázigo do lado direito e para a veia hemiázigo do lado esquerdo.

DRENAGEM LINFÁTICA

Os gânglios linfáticos mediastínicos que drenam o pulmão são designados de acordo com a sua posição: Gânglios pulmonares no interior da substância pulmonar Gânglios broncopulmonares no hilo Gânglios carinais abaixo do hilo

Nódulos traqueobrônquicos acima da junção traqueobrônquica Nódulos paratraqueais direito e esquerdo em ambos os lados da traqueia Os vasos linfáticos do pulmão encontram-se em plexos profundos e superficiais. O plexo superficial sob a pleura drena à volta da superfície dos pulmões e das margens das fissuras para convergir para o hilo e para os gânglios broncopulmonares. Os canais profundos drenam com os vasos pulmonares em direção ao hilo.

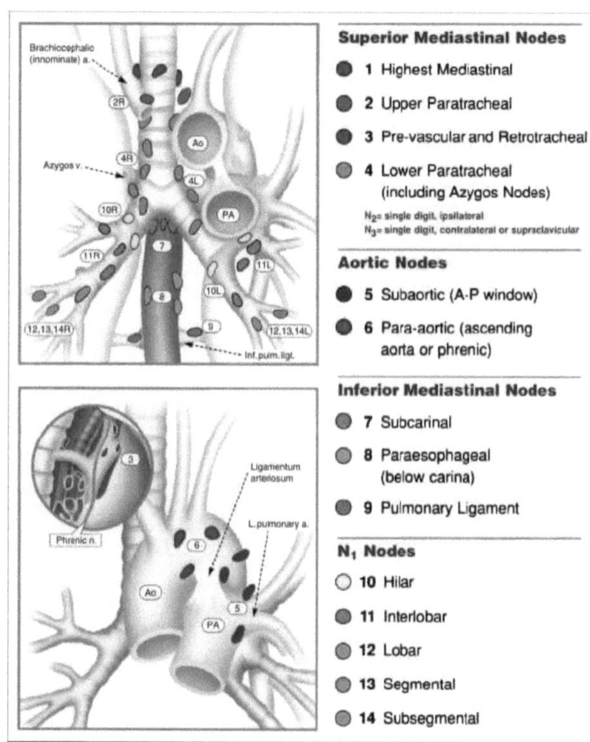

FIGURA 8: ESTAÇÕES DE LINFONODOS TORÁCICOS. AS SUBCATEGORIAS INCLUEM NÓDULOS MEDIASTINAIS SUPERIORES, NÓDULOS AÓRTICOS, NÓDULOS MEDIASTINAIS INFERIORES E NÓDULOS N1. *A* = ARTÉRIA; *V* = VEIA; *INF. PULM. LIGT* = LIGAMENTO PULMONAR INFERIOR; *AO* = AORTA; *PA* = ARTÉRIA PULMONAR; *A-P* = AORTOPULMONAR; *L. PULMONAR A* = ARTÉRIA PULMONAR ESQUERDA; *FRÉNICO N* = NERVO FRÉNICO .[24]

EMBRIOLOGIA DO PULMÃO

th O broto pulmonar é derivado do intestino anterior primitivo, enquanto as artérias pulmonares surgem do arco aórtico de 26th dias a 6th semanas de idade gestacional. Há quatro fases no desenvolvimento das vias aéreas .[25]

Na fase pseudoglandular, o desenvolvimento das vias aéreas até aos bronquíolos terminais ocorre entre as 6th e as 16th semanas de idade gestacional.

Na fase canalicular / fase acinar, os ductos alveolares múltiplos surgem dos bronquíolos respiratórios revestidos por células alveolares do tipo capaz de sintetizar surfactante.

Na fase sacular, há um aumento do número de sacos terminais, adelgaçamento do interstício e desenvolvimento precoce de alvéolos verdadeiros. Esta fase estende-se das 28 às 34 semanas de idade gestacional.

Na fase alveolar, os alvéolos formam-se a partir das 36 semanas de idade gestacional até às 18th semanas do mês pós-natal.

CAPÍTULO 3. CANCRO DO PULMÃO

VISÃO GERAL - O cancro do pulmão é a causa mais comum de mortalidade por cancro em todo o mundo, tanto para homens como para mulheres, causando aproximadamente 1,2 milhões de mortes por ano.[26] Nos Estados Unidos, em 2009, registaram-se cerca de 220 000 novos casos de cancro do pulmão e 160 000 mortes. Em contrapartida, os cancros colorrectal, da mama e da próstata, em conjunto, serão responsáveis por apenas 118 000 mortes.

Tanto a frequência absoluta como a relativa do cancro do pulmão aumentaram drasticamente. A título de exemplo, as taxas de mortalidade por cancro do pulmão ajustadas à idade eram semelhantes às do cancro do pâncreas antes de 1930 para os homens e antes de 1960 para as mulheres. Por volta de 1953, o cancro do pulmão tornou-se a causa mais comum de morte por cancro nos homens e, em 1985, tornou-se uma das principais causas de morte por cancro nas mulheres. As mortes por cancro do pulmão começaram a diminuir nos homens, reflectindo uma diminuição do tabagismo.[27] O aumento da taxa de mortalidade nas mulheres por cancro do oeste parece ter atingido agora um patamar.

O termo cancro do pulmão, ou carcinoma broncogénico, refere-se a tumores malignos que têm origem nas vias respiratórias ou no parênquima pulmonar. O carcinoma broncogénico pode ser dividido, em termos gerais, em carcinoma de células não pequenas e carcinoma de células pequenas. O carcinoma de células não pequenas representa aproximadamente 75% de todos os cancros do pulmão. O NSCLC subdivide-se em adenocarcinoma, carcinoma de células escamosas e carcinoma de células grandes. Apesar das diferenças histológicas e clínicas, os carcinomas de células não pequenas têm um prognóstico semelhante e são tratados de forma semelhante[28] . Esta distinção é essencial para o estadiamento, o tratamento e o prognóstico. Outros tipos de células constituem cerca de 5 por cento dos tumores malignos que surgem no pulmão.

Esta discussão apresentará uma visão geral dos factores de risco, da patologia e das manifestações clínicas do CPNPC e do CPPC. Uma visão geral da avaliação inicial, do tratamento e do prognóstico do cancro do pulmão é apresentada separadamente.

FACTORES DE RISCO - Vários factores ambientais e de estilo de vida têm sido associados ao desenvolvimento subsequente de cancro do pulmão, sendo o tabagismo o mais importante. Os factores de risco associados ao desenvolvimento do cancro do pulmão são analisados em pormenor separadamente. **Tabagismo**

- O principal fator de risco para o desenvolvimento do cancro do pulmão é o consumo de cigarros, que se estima ser responsável por cerca de 90% de todos os cancros do pulmão.[29] O risco de desenvolver cancro do pulmão para um fumador atual de um maço por dia durante 40 anos é aproximadamente 20 vezes superior ao de alguém que nunca fumou. Os factores que aumentam o risco de desenvolver cancro do pulmão nos fumadores incluem a extensão do tabagismo e a exposição a outros factores cancerígenos, como o amianto. Assim, o aspeto mais importante da prevenção do cancro do pulmão é evitar que as pessoas comecem a fumar e induzir as que já deixaram de fumar. Nos indivíduos que deixaram de fumar, o risco de desenvolver cancro do pulmão diminui gradualmente durante cerca de 15 anos antes de estabilizar e permanecer cerca de duas vezes superior ao de alguém que nunca fumou.[30]

Radioterapia - Há muito que se sabe que a radiação ionizante tem um efeito carcinogénico no pulmão. A radioterapia (RT) pode aumentar o risco de um segundo cancro primário do pulmão em doentes que tenham sido tratados para outras doenças malignas. Nas mulheres que recebem RT após uma mastectomia por cancro da mama, parece haver um risco acrescido de cancro do pulmão entre as fumadoras. Num estudo retrospetivo de registo de tumores de 113 doentes com cancro da mama que tiveram um segundo cancro primário do pulmão e 364 controlos, verificou-se um risco acrescido de um segundo cancro primário do pulmão entre as mulheres que tinham fumado e recebido RT pós-operatória. O risco era mais pronunciado para os cancros no pulmão ipsilateral. Do mesmo modo, a RT para o linfoma de Hodgkin foi associada a um risco acrescido de cancro do pulmão secundário. As técnicas de radioterapia melhoradas limitam a dose de radiação para o tecido não maligno, e pensa-se que o equipamento e o planeamento da dose contemporâneos reduzem significativamente o risco de cancro do pulmão secundário.

Outros factores - Há uma série de outros factores que podem afetar o risco de desenvolver cancro do pulmão:

Toxinas ambientais - Os factores ambientais têm sido associados a um risco acrescido de desenvolver cancro do pulmão. Estes incluem a exposição ao fumo passivo, amianto, rádon, metais (arsénio, crómio e níquel), radiação ionizante e hidrocarbonetos aromáticos policíclicos.

Fibrose pulmonar - Vários estudos demonstraram que o risco de cancro do pulmão aumenta cerca de sete vezes nos doentes com fibrose pulmonar. Este risco acrescido parece ser independente do tabagismo.

Infeção por VIH - A incidência de cancro do pulmão entre os indivíduos infectados com VIH parece estar aumentada em comparação com a observada em controlos não infectados.

Factores genéticos - Os factores genéticos podem afetar tanto o risco como o prognóstico do cancro do pulmão. Embora a base genética do cancro do pulmão ainda esteja a ser elucidada, existe um risco familiar claramente estabelecido. Os marcadores genéticos específicos associados ao desenvolvimento do cancro do pulmão e ao seu prognóstico são discutidos noutro local.

Factores dietéticos - A evidência epidemiológica sugere que vários factores dietéticos (antioxidantes, vegetais crucíferos, fitoestrogénios) podem reduzir o risco de cancro do pulmão, mas o papel destes factores não está bem estabelecido. As tentativas de confirmar estes resultados epidemiológicos e de diminuir a incidência de cancro do pulmão em doentes de alto risco não foram bem sucedidas.

RASTREIO - O diagnóstico do cancro do pulmão baseia-se principalmente na avaliação de indivíduos com sintomas. O rastreio do cancro do pulmão não é amplamente utilizado, uma vez que nenhum teste de rastreio (radiografia do tórax, citologia da expetoração ou TAC) demonstrou reduzir a mortalidade por cancro do pulmão. Estudos observacionais prospectivos de um único braço mostraram que uma grande percentagem dos cancros do pulmão detectados pelo rastreio por TC são tumores em fase inicial, que têm um prognóstico favorável. No entanto, a aparente melhoria da sobrevivência pode dever-se aos enviesamentos inerentes ao rastreio. Estão a decorrer nos Estados Unidos e na Europa ensaios aleatórios controlados de várias estratégias de rastreio.

PATOLOGIA - A classificação da Organização Mundial de Saúde para o cancro primário do pulmão reconhece quatro tipos histológicos principais de células.[31] As frequências aproximadas destes são as seguintes: Adenocarcinoma (incluindo carcinoma bronquioloalveolar) - 38 por cento .

Carcinoma de células escamosas - 20 por cento

Carcinoma de células grandes - 5 por cento

Carcinoma de células pequenas 13 por cento .

Outros carcinomas de células não pequenas, que não podem ser classificados de outra forma (18%)

Outros (6 por cento).

A incidência relativa do adenocarcinoma aumentou drasticamente, tendo-se registado uma diminuição correspondente na incidência de outros tipos de CPNPC e CPPC. Pensa-se que o aumento da incidência de adenocarcinoma se deve à introdução de cigarros com filtro de baixo teor de alcatrão na década de 1960, embora esta relação não esteja provada.

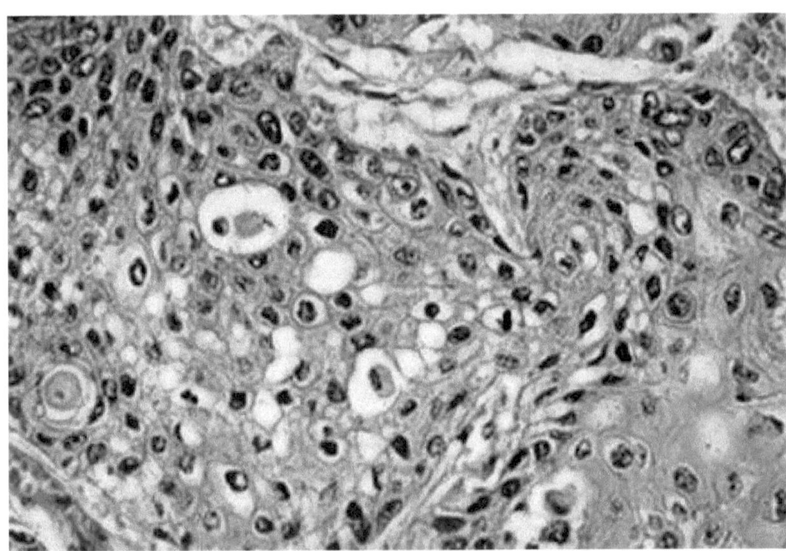

FIGURA 9: CARCINOMA DE CÉLULAS ESCAMOSAS COM EVIDÊNCIA DE QUERATINIZAÇÃO.

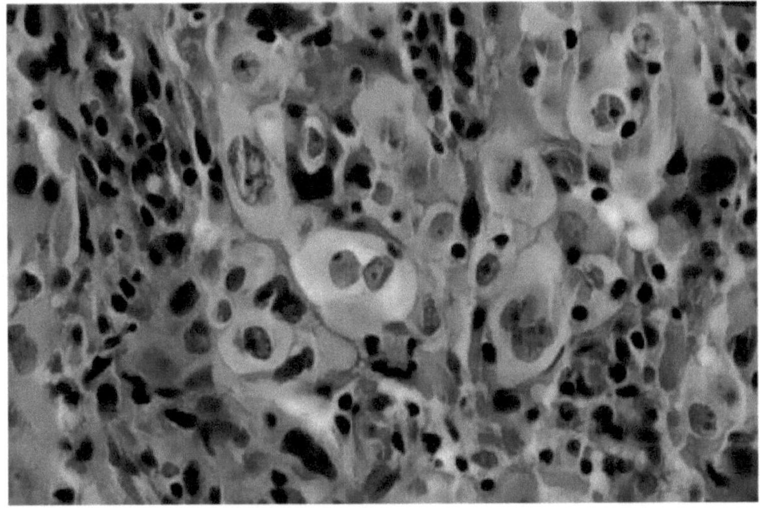

FIGURA 10: HISTOLOGIA DO CARCINOMA DE CÉLULAS GRANDES. TRATA-SE DE CÉLULAS TUMORAIS COM CITOPLASMA ABUNDANTE E NÚCLEOS PLEOMÓRFICOS, MAS SEM EVIDÊNCIA DE DIFERENCIAÇÃO GLANDULAR, ESCAMOSA OU DE MUCINA.

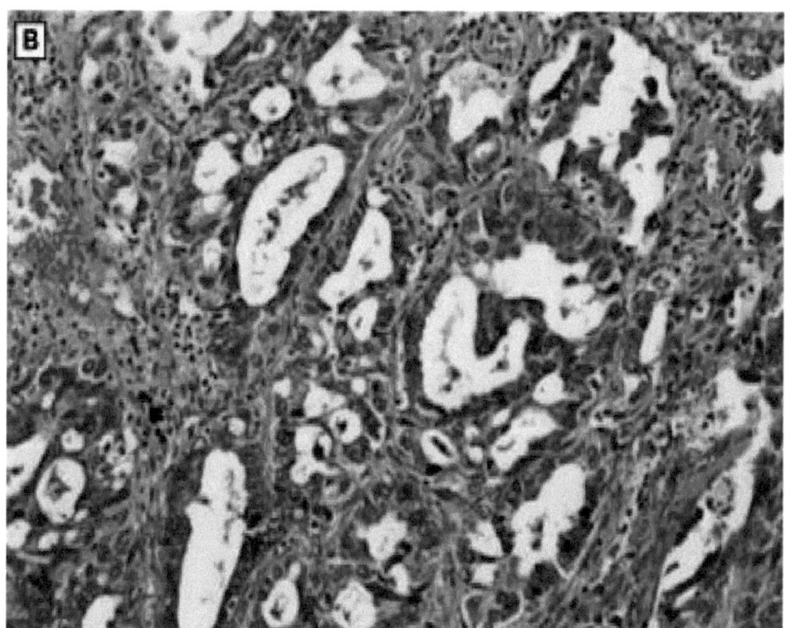

FIGURA 11: HISTOLOGIA DO ADENOCARCINOMA

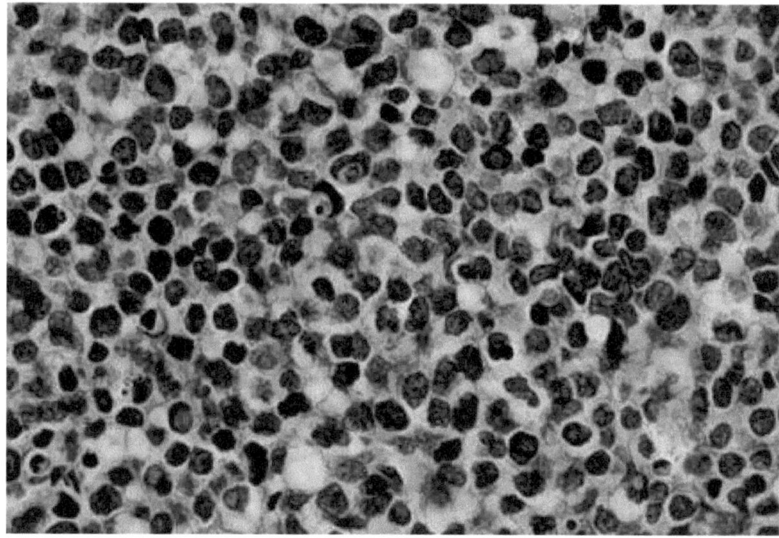

FIGURA 12: HISTOLOGIA DO CARCINOMA DE PEQUENAS CÉLULAS . AS CÉLULAS TUMORAIS SÃO PEQUENAS E AZUIS E ASSEMELHAM-SE A LINFÓCITOS.

MANIFESTAÇÕES CLÍNICAS - A maioria dos doentes com cancro do pulmão tem doença avançada na apresentação clínica. Este facto pode refletir a biologia agressiva da doença, a frequente ausência de sintomas até que a doença localmente avançada ou metastática esteja presente e a falta de um teste de rastreio eficaz. Os sintomas podem resultar de efeitos locais do tumor, de disseminação regional ou à distância, ou de efeitos à distância não relacionados com metástases (síndromes paraneoplásicas). Cerca de três quartos dos doentes apresentam um ou mais sintomas na altura do diagnóstico.

Efeitos intratorácicos do cancro - Existe uma grande variedade de sintomas devidos aos efeitos intratorácicos do cancro, sendo os mais comuns a tosse, a hemoptise, a dor torácica e a dispneia.

Tosse - A tosse está presente em 50 a 75 por cento dos doentes com cancro do pulmão no momento da apresentação e ocorre mais frequentemente em doentes com carcinomas de células escamosas e de células pequenas, devido à sua tendência para envolver as vias aéreas centrais[32] . O aparecimento recente de tosse num fumador ou ex-fumador deve levantar a suspeita de cancro do pulmão.

Hemoptise - A hemoptise é referida por 25 a 50 por cento dos doentes a quem é diagnosticado cancro do pulmão. Qualquer quantidade de hemoptise pode ser alarmante para o doente. Num doente com hemoptise, a probabilidade de cancro do pulmão varia de 3 a 34% em diferentes séries, dependendo da idade do doente e do seu historial de tabagismo.[33] Em fumadores com hemoptise e uma radiografia de tórax normal ou não suspeita, a broncoscopia diagnostica o cancro do pulmão em cerca de 5% dos casos.

Dor no peito - A dor no peito está presente em cerca de 20% dos doentes que apresentam cancro do pulmão. Pode ter um carácter bastante variável e é mais comum em doentes mais jovens do que em doentes mais velhos. A dor está normalmente presente no mesmo lado do tórax que o tumor primário. Pode ocorrer dor surda, dolorosa e persistente devido à extensão mediastínica, pleural ou à parede torácica. Embora a dor pleurítica possa resultar de um envolvimento pleural direto, a pneumonite obstrutiva ou uma embolia pulmonar relacionada com um estado de hipercoagulabilidade também podem causar dor torácica.

Dispneia - A falta de ar é um sintoma comum em doentes com cancro do pulmão no momento do diagnóstico, ocorrendo em cerca de 25% dos casos. A dispneia pode ser devida a obstrução extrínseca ou intraluminal das vias aéreas, pneumonite obstrutiva ou atelectasia, disseminação linfangítica do tumor, êmbolos tumorais, pneumotórax, derrame pleural ou derrame pericárdico com tamponamento. A paralisia unilateral do diafragma pode ser devida ao envolvimento do nervo frénico.

Rouquidão - A rouquidão persistente num fumador pode resultar tanto do cancro da laringe como do cancro do pulmão. Nos doentes com cancro do pulmão, a rouquidão deve-se ao envolvimento maligno do nervo laríngeo recorrente ao longo do seu percurso sob o arco da aorta e de volta à laringe.

Envolvimento pleural - A extensão do tumor para a pleura visceral está no estádio T2 e para a pleura parietal está no estádio T3. A presença de células cancerosas no líquido pleural classifica o cancro do pulmão como T4 (estádio IIIB) no sistema de estadiamento TNM da sexta edição ou M1a (estádio IV) no sistema de estadiamento TNM da sétima edição proposto. O envolvimento pleural pode manifestar-se como espessamento pleural sem derrame pleural. Os doentes com derrames malignos são considerados incuráveis e tratados paliativamente. Embora os derrames pleurais malignos possam causar dispneia e tosse, cerca de um quarto dos doentes com cancro do pulmão e metástases pleurais são assintomáticos. Embora um derrame pleural maligno impeça a ressecção curativa, nem todos os derrames pleurais em doentes com cancro do pulmão são malignos. Um derrame pleural benigno pode ocorrer num doente com cancro do pulmão ressecável devido a obstrução linfática, pneumonite pós-obstrutiva ou atelectasia. Num doente com um derrame pleural, a presença de tumor tem de ser confirmada ou excluída para que não se perca a oportunidade de uma ressecção curativa. As séries relatam que 5 a 14% dos doentes com CPNPC e um derrame pleural ipsilateral têm doença ressecável .[34]

Síndrome da veia cava superior - A obstrução da veia cava superior (VCS) causa sensação de plenitude na cabeça e dispneia. A radiografia do tórax mostra normalmente um alargamento do mediastino ou uma massa hilar direita. A TC pode frequentemente identificar a causa, o nível de obstrução e a extensão da drenagem venosa colateral.[35] A síndrome da VCS é mais comum em pacientes com CPPC do que com CPNPC. Na maioria dos doentes com síndrome da VCS secundária a cancro do pulmão, os sintomas desaparecem após o tratamento do tumor do mediastino.

Síndrome de Pancoast - Os cancros do pulmão que surgem no sulco superior causam uma síndrome de Pancoast caraterística que se manifesta por dor (normalmente no ombro e menos frequentemente no antebraço, escápula e dedos), síndrome de Horner, destruição óssea e atrofia dos músculos da mão.

A síndrome de Pancoast é mais frequentemente causada por CPNPC (tipicamente de células escamosas) e só raramente por CPPC.[36]

Metástases extratorácicas - O cancro do pulmão pode espalhar-se para qualquer parte do tecido corporal. A disseminação metastática pode resultar na apresentação dos sintomas ou pode ocorrer mais tarde no decurso da doença. O estadiamento na apresentação de doentes com cancro do pulmão conhecido ou suspeito é revisto noutro local. Os locais mais frequentes de metástases à distância são o fígado, as glândulas supra-renais, os ossos e o cérebro.

Fígado - O fígado é o local mais comum de metástases do carcinoma broncogénico, excluindo os gânglios linfáticos regionais, estando envolvido na autópsia em 40% dos doentes.[37] As metástases hepáticas sintomáticas são pouco frequentes no início da doença. As metástases hepáticas assintomáticas podem ser detectadas na apresentação através de anomalias das enzimas hepáticas, TC ou PET. Entre os doentes com CPNPC ressecável no tórax, foi identificada evidência de metástases hepáticas por TC em cerca de 3% dos casos. A PET ou a PET-CT integrada identifica metástases insuspeitas no fígado ou nas glândulas supra-renais em cerca de 4% dos doentes.[38]

A incidência de metástases hepáticas é muito mais elevada no carcinoma de pequenas células e todos estes doentes devem ser objeto de todas as tentativas para provar ou refutar as matástases devido ao seu elevado potencial metastático.[37] Os estudos de autópsia demonstraram que as metástases hepáticas estão presentes em mais de 50 por cento dos doentes com CPNPC ou CPPC.[39]

Osso - As metástases do cancro do pulmão para o osso são frequentemente sintomáticas. A dor nas costas, no peito ou nas extremidades e os níveis elevados de fosfatase alcalina sérica estão normalmente presentes nos doentes com metástases ósseas. O cálcio sérico pode estar elevado devido a doença óssea extensa.

A PET é o meio mais preciso para detetar metástases ósseas assintomáticas. As cintigrafias ósseas são sensíveis mas têm uma especificidade fraca.[40]

Aproximadamente 20 por cento dos doentes com CPNPC têm metástases ósseas na apresentação. O aspeto radiográfico osteolítico é mais frequente do que o osteoblástico e os locais mais comuns de envolvimento são os corpos vertebrais. As metástases ósseas são ainda mais frequentes no CPPC e podem ser encontradas em 30 a 40 por cento dos doentes.[41]

Suprarrenal - As glândulas supra-renais são um local frequente de metástases, mas estas metástases só raramente são sintomáticas. A preocupação com as metástases supra-renais ocorre normalmente quando uma massa unilateral é encontrada numa TC de estadiamento num doente com cancro do pulmão conhecido ou suspeito. No entanto, a PET com FDG é uma forma precisa e não invasiva de diferenciar uma massa suprarrenal benigna de uma metastática em doentes com carcinoma broncogénico.[42] De acordo com um estudo, a sensibilidade da PET é de 100% e a especificidade de 80% para diferenciar massas benignas de massas metastáticas.

Cérebro - As manifestações neurológicas do cancro do pulmão incluem metástases e síndromes paraneoplásicas.

Em doentes com CPNPC, a frequência de metástases cerebrais é maior no adenocarcinoma e menor no carcinoma de células escamosas. O risco aumenta com a maior dimensão do tumor primário e a presença de envolvimento de nódulos regionais.[43] De acordo com um estudo, a TC do cérebro é a investigação diagnóstica mais precisa para a deteção de metástases intra-cranianas. A TC cerebral deve ser realizada se for confirmada doença mediastínica no cancro do pulmão de células não pequenas antes de se proceder à cirurgia.[44]

Em doentes cuidadosamente selecionados, a ressecção sequencial pode ser viável em casos com CPNPC operável no tórax e uma metástase cerebral solitária.

Nos doentes com CPPC, as metástases cerebrais estão presentes em cerca de 20 a 30 por cento dos doentes no momento da apresentação.[45]

Fenómenos paraneoplásicos - Os efeitos paraneoplásicos do tumor são efeitos remotos que não estão relacionados com a invasão direta, obstrução ou metástase.

Hipercalcemia - A hipercalcemia em doentes com cancro do pulmão pode resultar de uma metástase óssea ou, menos frequentemente, da secreção tumoral de uma proteína relacionada com a hormona paratiroideia (PTHrP), calcitriol ou outras citocinas.

A relação entre hipercalcemia, tipo histológico celular e envolvimento neoplásico ósseo foi estudada em 200 doentes consecutivos com carcinoma broncogénico não tratado. A frequência global foi de 12,5%. 56% dos doentes com cálcio elevado não apresentavam metástases ósseas. O envolvimento ósseo foi mais frequentemente observado em doentes com carcinoma de pequenas células (66%) e adeno-carcinoma (50%). No entanto, a hipercalcemia foi predominantemente associada ao epidermoide e ao anaplásico de grandes células e raramente ao adenocarcinoma e ao carcinoma de pequenas células, apesar de os dois últimos tipos de células estarem mais frequentemente associados a metástases ósseas.[46]

Secreção de SIADH - A síndrome de secreção inapropriada da hormona antidiurética (SIADH) é frequentemente causada por CPPC e resulta em hiponatremia. O CPPC é responsável pela maioria dos casos de SIADH relacionados com doenças malignas.

O tratamento da SIADH centra-se no tratamento da doença maligna. Na maioria dos doentes com CPPC, a hiponatremia desaparece nas semanas seguintes ao início da quimioterapia.

Osteoartropatia hipertrófica - A osteoartropatia pulmonar hipertrófica (HPOA) é definida pela presença de baqueteamento e proliferação periosteal dos ossos tubulares associados ao cancro do pulmão ou a outra doença pulmonar. O tumor primário do pulmão é responsável por 80% dos casos de HPOA.[47] O HPOA secundário ao carcinoma brocogénico pode estar associado a dor grave e incapacitante que nem sempre responde ao tratamento convencional.[48] No entanto, os sintomas do HPOA podem desaparecer após a ressecção do tumor. A radiografia simples é o principal meio de diagnóstico radiológico, embora a sensibilidade exacta seja desconhecida. Os estudos de medicina nuclear revelam evidências precoces de doença e a sua sensibilidade é superior à de outras modalidades. A TC pode ser útil na elucidação da causa do HPOA.[49]

As radiografias simples dos ossos longos (ou seja, da tíbia e do perónio) mostram uma formação óssea nova periosteal caraterística em doentes com HPO. Uma cintigrafia óssea isotópica ou PET demonstra tipicamente uma captação difusa nos ossos longos.

Dermatomiosite e polimiosite - A dermatomiosite e a polimiosite são duas formas distintas de miopatia inflamatória, ambas manifestadas clinicamente por fraqueza muscular. Estas miopatias inflamatórias podem ser o sintoma de apresentação em doentes com cancro do pulmão ou podem desenvolver-se mais tarde no decurso da doença.

Manifestações hematológicas - São observadas várias anomalias hematológicas em doentes com cancro do pulmão. Estas incluem as seguintes:

I. Anemia

II. Leucocitose

III. Trombocitose

IV. Eosinofilia

V. Doenças hipercoaguláveis

Síndrome de Cushing - A produção ectópica de corticotropina suprarrenal (ACTH) pode causar a síndrome de Cushing.

A síndrome de Cushing é relativamente comum em doentes com CPPC e com tumores carcinóides do pulmão, bem como em tumores malignos extratorácicos.[50]

Manisfestação neurológica - O cancro do pulmão é o cancro mais comum associado a síndromes neurológicas paraneoplásicas; tipicamente, estas estão associadas ao CPPC. As manifestações neurológicas incluem paralisia do nervo laríngeo recorrente, paralisia do nervo frénico, síndrome de pancoast e envolvimento metastático do SNC .[51]

Cerca de 70 por cento dos doentes com CPPC e uma síndrome neurológica paraneoplásica associada têm uma doença em fase limitada.[52] A TC do tórax está indicada em fumadores actuais ou antigos que tenham uma suspeita de síndrome neurológica paraneoplásica. Se a TC do tórax for negativa, a PET pode ser útil para identificar a localização de uma neoplasia. Mesmo as anomalias subtis dos pulmões ou do mediastino exigem uma biopsia.[53]

ESTADIAMENTO DO CANCRO DO PULMÃO

O indicador de prognóstico mais importante no cancro do pulmão é a extensão da doença. A Union Internationale Contre le Cancer (UICC) e a American Joint Committee for Cancer Staging (AJCC) desenvolveram o sistema de estadiamento de tumores, nódulos e metástases (TNM), que tem em conta o grau de disseminação do tumor primário, a extensão do envolvimento dos nódulos linfáticos regionais e a presença ou ausência de metástases à distância.

O cancro do pulmão de células não pequenas (NSCLC) representa aproximadamente 75% de todos os cancros do pulmão. O NSCLC subdivide-se em adenocarcinoma, carcinoma de células escamosas e carcinoma de células grandes. Apesar das suas diferenças histológicas e clínicas, partilham um prognóstico e um tratamento semelhantes e são estadiados utilizando o mesmo sistema TNM[54,55] . O cancro do pulmão de pequenas células (CPPC), que metastiza precocemente e tem um resultado pior do que o CPNPC, tem um sistema de estadiamento separado.

TNM STAGING PARA NSCLC

O esquema mais amplamente utilizado para o estadiamento do CPNPC é a classificação TNM. A UICC e a AJCC introduziram inicialmente este sistema em 1972 com relatórios de estadiamento e de resultados finais. Este esquema tem sido modificado e aperfeiçoado ao longo dos anos.

O TNM é um sistema duplo com uma classificação clínica pré-tratamento (cTNM ou TNM) e uma classificação patológica histopatológica pós-cirúrgica (pTNM). Ambas as classificações são mantidas inalteradas no registo do doente. A primeira é utilizada para a escolha do tratamento; a segunda é utilizada para a estimativa do prognóstico e a possível seleção de uma terapia adjuvante.

O sistema de estadiamento TNM tem em conta o grau de disseminação do tumor primário, representado por T; a extensão do envolvimento dos gânglios linfáticos regionais, representado por N; e a presença ou ausência de metástases à distância, representado por M.

Classificação	Descrição
Tumor primário (T)	
TX	O tumor primário não pode ser avaliado.
TO	Não há evidência de tumor primário.
Isto	Carcinoma in situ.
T1	Tumor com 3 cm ou menos na maior dimensão, rodeado por pulmão ou pleura visceral sem evidência broncoscópica de invasão mais proximal do que o brônquio lobar.
T2	Tumor com uma das seguintes caraterísticas de tamanho ou extensão: mais de 3 cm na maior dimensão; envolve o brônquio principal, 2 cm ou mais distal à carina; invade a pleura visceral; ou associado a atelectasia ou pneumonite obstrutiva que se estende à região hilar mas não envolve todo o pulmão.
T3	Tumor de qualquer dimensão que invada diretamente qualquer um dos seguintes locais: parede torácica, diafragma, pleura mediastínica ou pericárdio parietal; tumor no brônquio principal a menos de 2 cm distal da carina, mas sem envolvimento da carina; ou atelectasia associada ou pneumonite obstrutiva de todo o pulmão.

T4	Tumor de qualquer dimensão que invada um dos seguintes locais: mediastino, coração, grandes vasos, traqueia, esófago, corpo vertebral ou carina; ou tumor com plural maligno ou derrame pericárdico ou com nódulo(s) tumoral(ais) satélite no lobo do pulmão ipsilateral ao lobo com tumor primário.
Gânglios linfáticos regionais (N)	
NX	Os gânglios linfáticos regionais não podem ser avaliados.
N0	Sem metástase de gânglios linfáticos regionais
N1	Metástases para os gânglios linfáticos hilares ipsilaterais ou ambos e envolvimento dos gânglios intrapulmonares por extensão direta do tumor primário
N2	Metástases nos gânglios linfáticos mediastínicos ou subcarinais ipsilaterais
N3	Metástases para os gânglios linfáticos mediastínicos contralaterais, hilares contralaterais, escalenos ipsilaterais ou contralaterais ou supraclaviculares.
Metástases à distância (M)	
MX	A presença de metástases à distância não pode ser avaliada.
M0	Sem metástases à distância
M1	Metástases à distância presentes

Quadro 1: Classificação TNM do cancro do pulmão (NSCLC)[56]

IA	T1N0M0
IB	T2N0M0
AII	T1N1M0
IIB	T2N1M0 ou T3N0M0
IIIA	T1-3N2M0 ou T3N1M0
IIIB	Qualquer T4 ou qualquer N3M0
IV	Qualquer M1

Quadro 2: Estadiamento do cancro do pulmão (NSCLC)[57]

Fase IA	75%
Fase IIB	55%
Fase IIA	50%

Fase IIB	40%
Fase IIIA	10-35% (As lesões no estádio IIIA têm um mau prognóstico, mas são tecnicamente ressecáveis).
Fase IIIB	5% (As lesões no estádio IIIB não são ressecáveis).
Fase IV	Menos de 5%

Quadro 3: Prognóstico do cancro do pulmão de acordo com o estádio nos Estados Unidos .[58]

ESTADIAMENTO DO CECL (Cancro do pulmão de células pequenas)

O CPPC tem geralmente metástases na altura da apresentação. A doença extensa está presente em mais de 60% dos doentes. A distinção entre doença limitada e extensa é uma questão importante de estadiamento. O sistema TNM pode ser aplicado, mas não é diretamente relevante para as decisões de tratamento. Os objectivos do estadiamento no CPPC são a identificação da doença localizada, para a qual a radioterapia pode ser adequada, e a quantificação da extensão da doença antes da terapêutica.

A doença localizada é definida como doença confinada a um hemitórax que inclui nódulos ipsilaterais, contralaterais e/ou supraclaviculares. As investigações incluem radiografia torácica; TC do tórax, fígado e glândulas supra-renais; TC craniana; cintigrafia óssea; e aspiração da medula óssea. A natureza disseminada do CPPC faz com que as técnicas de exame de corpo inteiro sejam adequadas para a sua avaliação. ^{99m}O fragmento de anticorpo monoclonal marcado com Tc NR-LU-10 é utilizado para detetar um antigénio presente na maioria dos cancros de pequenas células. A FDG-PET de corpo inteiro é uma técnica promissora para a deteção de doença nodal. A RM combinada do cérebro, da coluna vertebral, do abdómen e da pélvis permite um estadiamento abrangente com uma única modalidade[56]

DIAGNÓSTICO DO CANCRO DO PULMÃO

A avaliação do nódulo pulmonar é um importante dilema diagnóstico, podendo essas lesões ser classificadas como nódulos ou massas, dependendo do seu tamanho. Os nódulos pulmonares são lesões parenquimatosas circunscritas que medem menos de 3 cm de diâmetro e estão completamente rodeadas por pulmão arejado. A maioria dos nódulos é assintomática, mas cerca de metade revela-se maligna. As massas pulmonares medem mais de 3 a 4 cm de diâmetro, causam frequentemente sintomas e são ainda mais susceptíveis de serem malignas.

Em doentes com nódulos malignos ressecados, a sobrevivência pode atingir os 80% aos cinco anos; em contrapartida, as taxas de sobrevivência aos cinco anos entre os doentes com doença maligna avançada permanecem abaixo dos 5%[59] Para a avaliação de lesões maciças, os estudos diagnósticos comuns incluem a citologia da expetoração e a broncoscopia quando a lesão tem uma localização central e a biópsia por agulha transtorácica quando a massa se localiza na periferia do pulmão.

CITOLOGIA DA EXPECTORAÇÃO

A citologia da expetoração é o meio menos invasivo de obter um diagnóstico num doente com suspeita de cancro do pulmão. A citologia da expetoração deve ser obtida em todos os doentes com um nódulo pulmonar solitário em que se considere a possibilidade de cancro. A citologia de expetoração falsa positiva é rara (0,7-3%) e uma citologia de expetoração positiva é o método pré-operatório mais fiável (exceto a biópsia) para o diagnóstico de cancros pulmonares. A citologia falsa negativa é muito mais comum, ocorrendo em 10-30% de todos os doentes com cancro do pulmão e em até 60% dos doentes com neoplasias malignas periféricas. Assim, uma citologia negativa não exclui a presença de uma lesão maligna .[60]

BIÓPSIA TRANSTORÁCICA

A biópsia transtorácica guiada por imagem tornou-se o procedimento semi-invasivo de eleição para a caraterização definitiva de lesões periféricas. O procedimento é geralmente efectuado sob orientação de TC e demonstrou ter uma sensibilidade superior a 90% para o diagnóstico de malignidade na maioria das séries, especialmente se for utilizada citopatologia especializada. A capacidade da biópsia transtorácica por agulha para obter um diagnóstico benigno específico para lesões pulmonares focais é limitada pela dificuldade em aspirar material de diagnóstico dos granulomas escleróticos. A utilização de agulhas de biópsia cortantes de pequeno calibre forneceu material histológico de SPNS e pode melhorar significativamente o rendimento das lesões benignas para 80% ou mais[61]

CAPÍTULO 4. MODALIDADES DE IMAGIOLOGIA:

RADIOGRAFIA DO TÓRAX:

A principal vantagem da radiografia é a sua fácil disponibilidade e o seu baixo custo. A radiografia é a principal modalidade de imagiologia e fornece informações úteis sobre o tamanho do nódulo, a taxa de crescimento, as caraterísticas das margens e a calcificação. Outros achados, como a cavitação e as lesões satélite, são menos fiáveis e não permitem distinguir o nódulo benigno do maligno.[62]

As margens do nódulo podem indicar se uma lesão é ou não maligna. A chamada "corona radiata", com finos filamentos lineares que se estendem para fora do nódulo, está também associada a uma elevada probabilidade de malignidade. Em duas séries, previu com exatidão a malignidade em 88-94% dos casos. [62]

Uma avaliação do tempo de duplicação - (período durante o qual o tumor duplica de volume) pode ser especialmente útil, mas só é possível se as radiografias anteriores estiverem disponíveis. Um tempo de duplicação > 2 anos ou < 30 dias torna improvável a malignidade. [63]

Se não estiverem disponíveis radiografias anteriores, está indicada uma avaliação cuidadosa do aspeto radiológico do nódulo.

TOMOGRAFIA COMPUTORIZADA:

A TC (particularmente a TC de secção fina) é 10 a 20 vezes mais sensível do que a radiografia normal e permite uma avaliação objetiva e quantitativa da calcificação.[64] O que parece ser apenas um único nódulo na radiografia simples pode, na realidade, ser uma das várias lesões na TC. [63] O realce do contraste na TC espiral também diferencia uma lesão benigna de uma maligna, uma vez que o fornecimento de sangue às lesões malignas é quantitativa e qualitativamente diferente das lesões benignas. A TC pode caraterizar um nódulo como maligno ou benigno com base na atenuação, na forma, na margem, nas caraterísticas e no tamanho. Num estudo, um aumento da atenuação de 20HU foi considerado como limiar para a deteção de um processo maligno.[65] Embora a TC espiral forneça informações mais pormenorizadas sobre a lesão, continua a não ser específica para determinados nódulos pulmonares.[66]

RESSONÂNCIA MAGNÉTICA:

A RM é inferior à TC, uma vez que não detecta bem a calsificação. No entanto, revela o mediastino melhor do que a TC e é também útil para a imagiologia da invasão da parede torácica, da adenopatia da janela aortopulmonar e do tumor do sulco superior.[63]

TOMOGRAFIA POR EMISSÃO DE POSITRÕES:

Na PET, a captação de 2-(F-18)-fluoro-2-desoxi-D-glicose (FDG) é utilizada para medir o metabolismo da glucose. Devido ao aumento da atividade metabólica, a maioria dos tumores do pulmão tem uma maior atualização de FDG do que o tecido normal, pelo que é utilizado para diferenciar nódulos benignos de nódulos malignos.[65] Um estudo sugere que uma estratégia de TC mais PET FDG pode ser mais eficaz e pode, de facto, poupar custos.[63] O benefício potencial da imagiologia PET é a deteção de metástases ocultas e a melhoria do estadiamento. A maioria dos estudos mostra que a PET tem sido complementar à TC no estadiamento da doença e no acesso ao envolvimento dos gânglios linfáticos. No entanto, os resultados falsos negativos ocorrem no carcinoma broncoalveolar, nos carcinóides e nos tumores com menos de 1 cm. Os resultados falsos positivos ocorrem nos processos infecciosos e inflamatórios.[65] A maioria dos radiologistas sugere que o SUVmax (standard uptake value) de > 2,5 é considerado maligno.[66]

EXAME DOS OSSOS:

Normalmente, é efectuada no pré-operatório para excluir metástases ósseas. No entanto, alguns estudos recomendam que a imagiologia do esqueleto se limite aos sintomas, sinais ou anomalias laboratoriais suspeitos (como a fosfatase alcalina elevada). Prevê-se que a PET scan substitua em breve a cintigrafia óssea.

ESTUDO

OBJECTIVO:

O objetivo do estudo foi o seguinte

- Determinar a precisão do diagnóstico da tomografia computadorizada com contraste na deteção do carcinoma broncogénico, tomando a histopatologia como padrão de ouro.

DEFINIÇÃO OPERACIONAL

Precisão diagnóstica da tomografia computadorizada na deteção do carcinoma broncogénico.

A exatidão diagnóstica da TC foi medida através do cálculo da sensibilidade, especificidade, valor preditivo positivo e valor preditivo negativo, tomando os achados histopatológicos como padrão de ouro.

O resultado é considerado verdadeiro positivo quando o nódulo é maligno na TC e na histopatologia. Se o nódulo for maligno na TC e benigno na histopatologia, trata-se de um falso positivo. Um falso negativo é benigno na TC e maligno na histopatologia. O verdadeiro negativo é considerado quando o nódulo é benigno na TC e na histopatologia.

	Maligno na TC	Benigno na TC
Maligno na biopsia	TP	FN
Benigno na biopsia	PF	TN

CRITÉRIOS DE TC PARA MALIGNIDADE

Com base nos seguintes resultados, foi efectuado um diagnóstico por TC da natureza da lesão, benigna ou maligna, utilizando os seguintes critérios. A pontuação é efectuada da seguinte forma

a. Não suspeito de malignidade: homogéneo, redondo, com margens bem definidas, <3cm.

b. Suspeita baixa: Não homogéneo, redondo, margens bem definidas, <3cm.

c. Suspeita intermédia: atenuação não homogénea, margens bem definidas, >3 cm.

d. Suspeita moderadamente elevada: margens irregulares, > 3 cm, atenuação não homogénea.

e. Suspeita elevada: atenuação não homogénea, margens lobuladas e espiculadas, >3 cm.

As LPS das categorias a, b, c foram consideradas benignas e as categorias d e e foram consideradas malignas.[67]

Proforma:

Nome: Idade:

Número do processo: Sexo:

Número de registo no hospital

Duração dos sintomas: ....

Achados de TC -

Achados de TC	Benigno	Maligno
Tamanho da lesão	<3cm	>3cm
Margens do nódulo	Regular/suave	Lobulado / Espiculado
Atenuação interna	Homogéneo	Heterogéneo

Cavidade	Paredes finas <_4mm	Paredes espessas >16mm
Massa	Bem definido	Mal definido
Gordura intranodular	Presente	Ausente
Calcificação intranodular	Presente	Ausente

Diagnóstico por TC

Benigno.. Maligno ....

Achados histopatológicos:

Benigno.. Maligno ....

MATERIAL E MÉTODOS

CONCEPÇÃO DO ESTUDO:

Estudo transversal.

CONJUNTO:

Departamento de Radiologia, Hospital Nacional Liaquat

DURAÇÃO DO ESTUDO:

Sete meses, ou seja, 1st maio-30th Nov 2010 .

TAMANHO DA AMOSTRA:

Sensibilidade=88,9%

Especificidade=92,6%

P=20%[5]

d=10%

IC=95%

n=157

TÉCNICA DE AMOSTRAGEM:

Não probabilística propositada.

SELECÇÃO DE AMOSTRAS

CRITÉRIOS DE INCLUSÃO:

- Doentes com idades compreendidas entre 45-70 anos.
- Doentes com nódulo pulmonar ou lesão suspeita na radiografia.
- Doentes com história de hemoptise, perda de peso, tosse e dor torácica há mais de dois meses.

CRITÉRIOS DE EXCLUSÃO:

- Doentes com doença maligna já diagnosticada.
- Doentes alérgicos ao material de contraste.

PROCEDIMENTO DE RECOLHA DE DADOS:

Foram incluídos no estudo os doentes encaminhados para o departamento de radiologia do LNH a partir do OPD e da enfermaria para a realização de uma tomografia computorizada do tórax, clinicamente suspeitos de terem carcinoma broncogénico. O procedimento e o objetivo do estudo foram explicados ao doente. Foi obtido o consentimento informado. Foi obtida a aprovação do comité de ética. Os critérios de inclusão e exclusão foram rigorosamente respeitados. A TC foi efectuada num scanner Toshiba Asteion Multi Slice com contraste I/V por um técnico com pelo menos quatro anos de experiência. As imagens axiais foram obtidas com os doentes deitados em posição supina. Os valores de exame foram 5 mm de espessura de secção; 17,2 segundos de tempo médio de exame, 7 mm de intervalo de reconstrução, 200 mAs e 120 KVP.

As imagens foram analisadas por um radiologista sénior em consola com mais de 5 anos de experiência pós-faculdade. O mesmo radiologista avaliou o doente incluído no estudo. Os dados biográficos do doente, a duração das queixas apresentadas (conforme mencionado nos critérios de inclusão) e os resultados da TC foram registados no formulário. Todos os doentes foram então submetidos a biópsia, efectuada por um radiologista experiente com, pelo menos, quatro anos de experiência após a realização da TC, tendo as amostras sido enviadas para histopatologia. Os resultados foram registados no respetivo formulário e comparados com o diagnóstico da TAC pelo investigador principal.

ANÁLISE DE DADOS:

Os dados dos doentes foram recolhidos e analisados através do programa SPSS (Statistical Package for Social

Sciences) versão 14. A estatística descritiva e as percentagens foram calculadas para a apresentação das variáveis qualitativas, incluindo os resultados da TC e da biopsia. A idade do doente foi apresentada por média ± DP. A sensibilidade, a especificidade, os valores preditivos negativos e positivos e a precisão do diagnóstico da TC para o carcinoma broncogénico foram calculados tendo em conta os resultados histopatológicos como padrão de ouro.

CAPÍTULO 5. RESULTADO:

Durante o período do meu estudo, ou seja, sete meses, foram encaminhados para o departamento de TAC cento e cinquenta e sete doentes, tendo sido efectuada uma biopsia após cada TAC. Num doente, o material de biopsia não era suficiente, pelo que a biopsia foi repetida.

No meu estudo, havia 101 homens (80,8%) e 56 mulheres (19,1%). A média ± desvio-padrão da idade foi de 59,77±7,97 anos. Havia 27 doentes (17%) no grupo etário dos 45-50 anos; 55 doentes (35%) no grupo etário dos 51-60 anos; 75 doentes (47,7%) no grupo etário dos 61-70 anos.

Na TC, 89 doentes foram rotulados como tendo carcinoma broncogénico e 68 doentes foram diagnosticados como tendo uma lesão benigna. Na histopatologia subsequente, 90 lesões revelaram ser carcinoma broncogénico e 67 doentes tinham patologia benigna.

61 doentes (38,8) tinham um nódulo com um tamanho superior a 3 cm, enquanto 51 doentes (32,4%) tinham um nódulo com um tamanho inferior a 3 cm.

57 doentes (36,3%) apresentavam margens espiculadas/lobuladas e 55 doentes (35,03%) apresentavam margens regulares do nódulo.

89 doentes (56,6%) tinham uma massa mal definida e 68 doentes (43,3%) tinham uma massa bem definida.

32 doentes (20,3%) tinham uma cavidade com paredes espessas e 13 doentes (8,2%) tinham uma lesão de cavidade com paredes finas.

98 doentes (62,4%) apresentavam atenuação interna heterogénea, enquanto 59 doentes (37,5%) apresentavam atenuação interna homogénea.

Entre as 90 lesões malignas diagnosticadas na histopatologia, 30 eram carcinoma de células escamosas, 27 eram adenocarcinoma, 22 eram carcinoma de pequenas células e 11 eram carcinoma de grandes células.

Nas lesões benignas, havia 48 lesões tuberculosas, 10 lesões com inflamação crónica, 5 apresentavam tecido fibroso, 2 eram hamartomas, 1 tumor de células granulares e 1 neoplasia mixoide. Assim, após os cálculos, a sensibilidade foi de 90%, a especificidade de 88%, o valor preditivo positivo foi de 91%, o valor preditivo negativo foi de 86,7% e a exatidão do diagnóstico foi de 89,1%.

	Maligno na biopsia	Benigno na biopsia
Maligno na TC	TP 81	PF 8
Benigno na TC	FN 9	TN 59

GRÁFICO N.º 1

QUADRO NO. 1

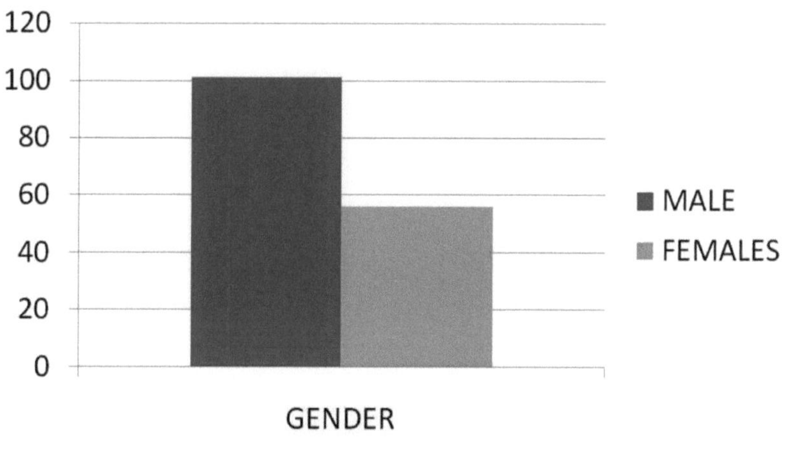

GRÁFICO N.º 1 ANÁLISE POR GÉNERO

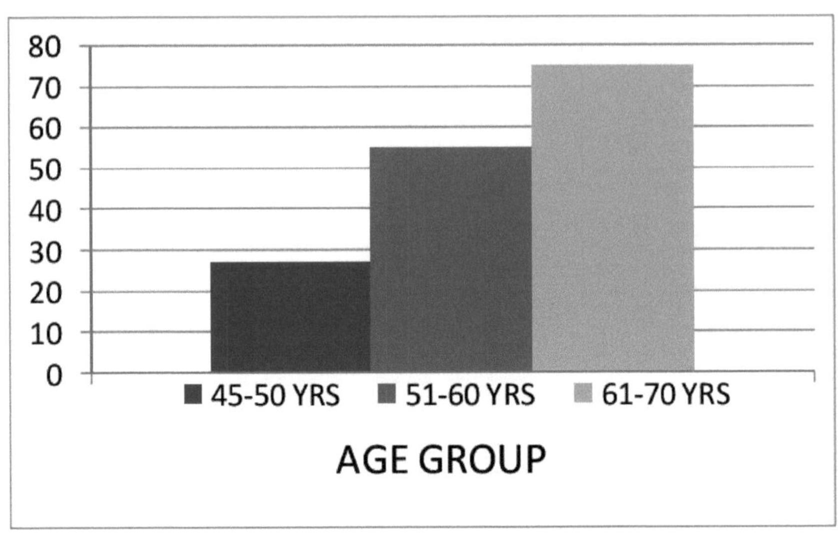

GRÁFICOS 2 ANÁLISE DOS GRUPOS ETÁRIOS

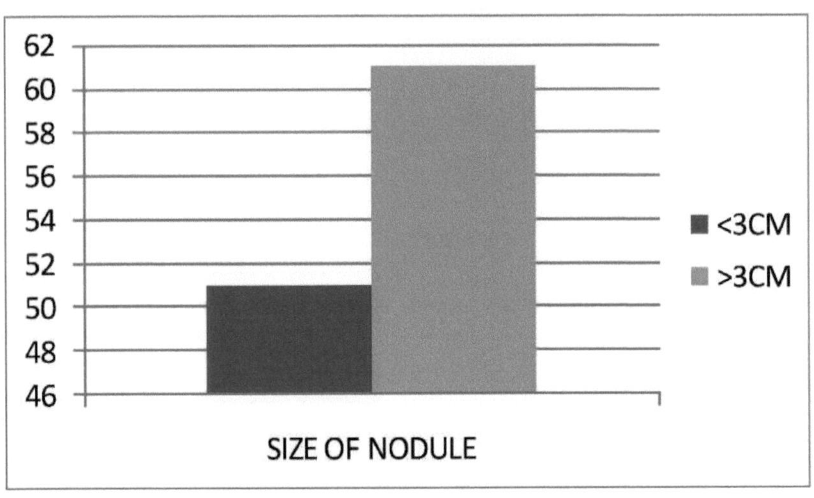

GRÁFICO NO. 3 TAMANHO DO NÓDULO

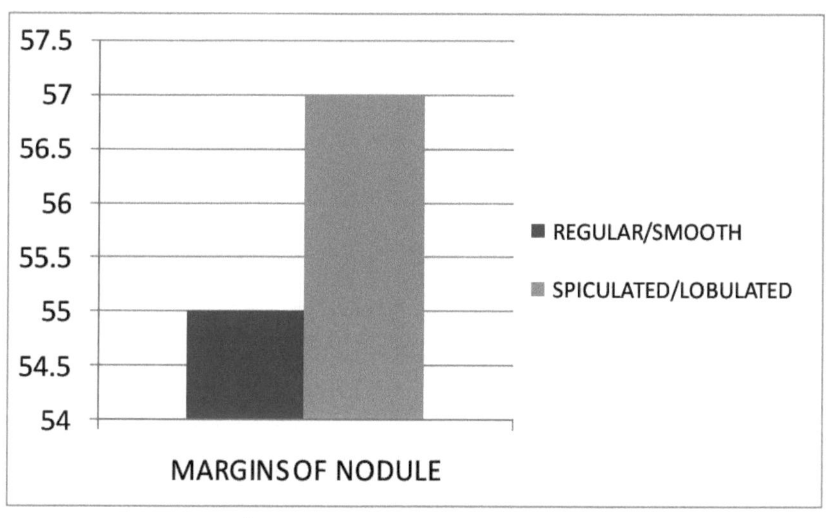

GRÁFICO NO. 4 MARGENS DOS NÓDULOS

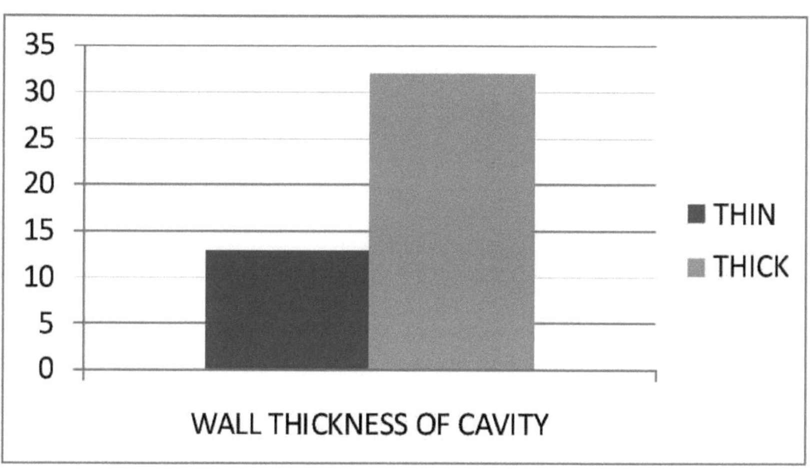

GRÁFICO NO. 5 ESPESSURA DA PAREDE DA CAVIDADE

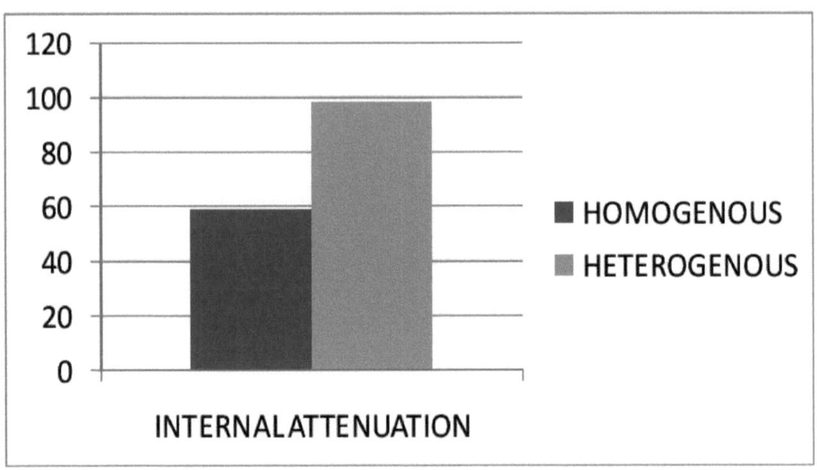

GRÁFICO N.º 6 ANÁLISE DA ATENUAÇÃO INTERNA

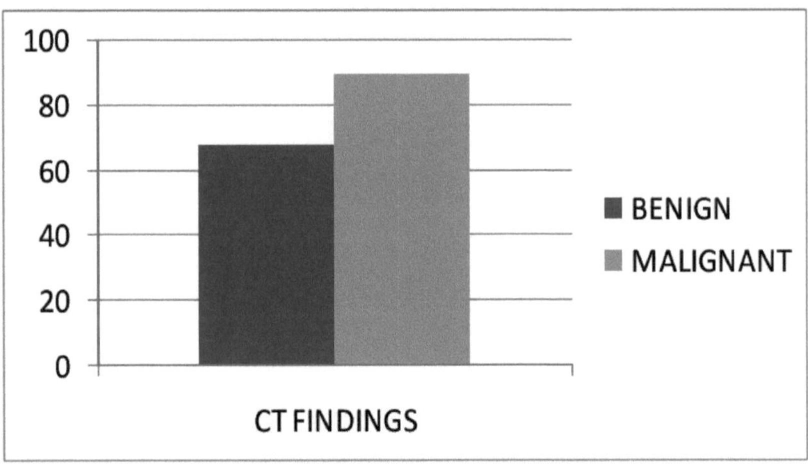

GRÁFICO N.º 7 ANÁLISE DAS CONCLUSÕES DO CT

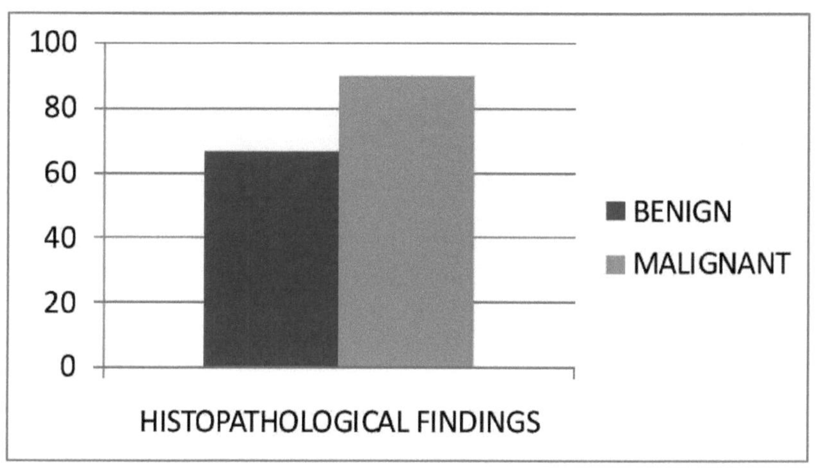

GRÁFICO NO. 8 ANÁLISE DOS RESULTADOS HISTOPATOLÓGICOS

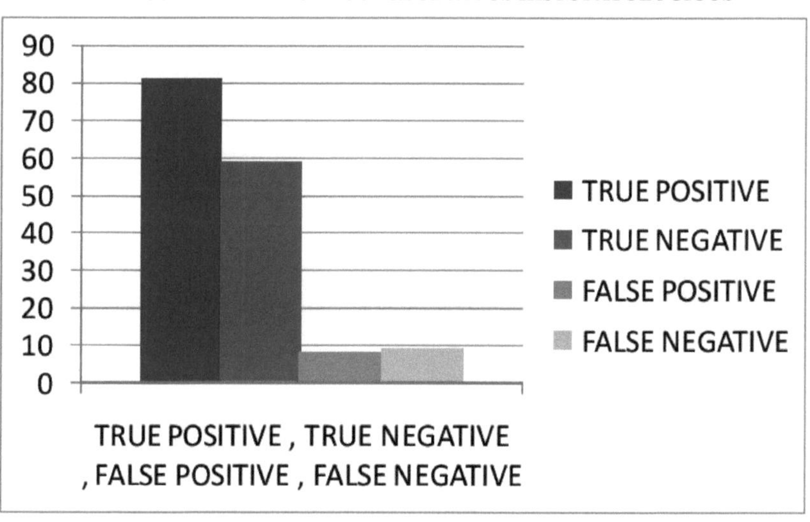

GRÁFICO Nº. 9 ANÁLISE DE VERDADEIROS POSITIVOS, VERDADEIROS NEGATIVOS, FALSOS POSITIVOS, FALSOS NEGATIVOS

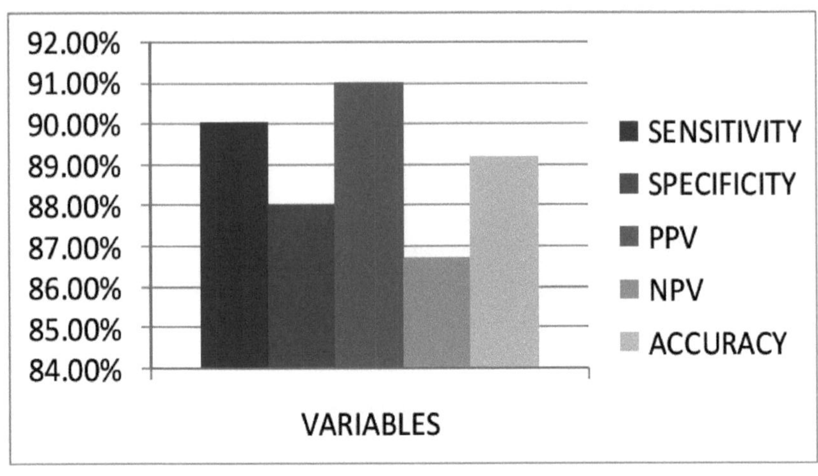

GRÁFICO Nº. 10 ANÁLISE DAS VARIÁVEIS

CAPÍTULO 6. DEBATE:

O cancro é a segunda principal causa de morte nos Estados Unidos e a causa mais comum de morte relacionada com o cancro é o cancro do pulmão.[68,69,70] De acordo com um estudo, o cancro do pulmão tem sido a principal causa de cancro nos homens durante anos e, desde 1988, tornou-se também a principal causa de morte por cancro nas mulheres. O impacto das mortes relacionadas com o cancro do pulmão é muito superior ao dos cancros da mama, da próstata e do cólon juntos.[71] De acordo com um estudo, os casos estimados de cancro da mama são quase 2,5 vezes superiores aos de cancro do pulmão, mas a taxa de mortalidade estimada para o cancro do pulmão é quase duas vezes superior.[72]

A eficácia do rastreio do cancro do pulmão através da radiografia do tórax e da citologia da expetoração é insuficiente. Por conseguinte, é necessária uma abordagem mais eficaz para diminuir as mortes por cancro do pulmão. A TC fornece a informação imagiológica mais detalhada, pelo que é geralmente utilizada como procedimento imagiológico de rotina no estadiamento TNM de doentes com cancro do pulmão.[71]

No Paquistão, a TC é a modalidade não invasiva mais utilizada para avaliar as lesões pulmonares. Por conseguinte, é importante avaliar e verificar a exatidão diagnóstica da TC. De acordo com o nosso estudo, a sensibilidade e a especificidade da TC no diagnóstico do carcinoma broncogénico são de 90% e 88%, respetivamente. A exatidão do diagnóstico é de 89%. Estes resultados coincidem com os do estudo de Toyoda etal, em que a sensibilidade e a especificidade foram de 88,9% e 92,6%, respetivamente.[10] Outro estudo efectuado por Choi etal concluiu que a sensibilidade e a especificidade eram de 92% e 89%, respetivamente.[74]

No Paquistão, de acordo com um estudo recente, o cancro do pulmão não se encontra entre os dez primeiros cancros nas mulheres.[75] No nosso estudo, havia sessenta e oito homens e vinte e duas mulheres com carcinoma brocogénico. A razão é a elevada prevalência do tabagismo nos homens da nossa população e não nas mulheres. Isto contrasta com os dados ocidentais, em que o cancro do pulmão é a principal causa de morte relacionada com o cancro nas mulheres.[76]

De acordo com um inquérito, o cancro do pulmão raramente é diagnosticado em pessoas com menos de 40 anos e a maioria dos casos ocorre em pessoas com mais de 60 anos.[77,78] No nosso estudo, o carcinoma broncogénico é mais comum no grupo etário dos 61-70 anos e havia 75 doentes deste grupo etário, sendo a idade média de 59,7 anos.

No meu estudo, as lesões foram avaliadas de acordo com um conjunto de critérios em que o tamanho do nódulo, as suas margens e a atenuação interna mereceram especial atenção. Outros critérios, como a espessura da parede das lesões cavitadas, a boa ou má definição da massa, a calcificação intranodular e a gordura, também foram considerados.

Os critérios de tamanho para distinguir de forma fiável as lesões benignas das malignas têm sido muito estudados. Em geral, os nódulos pequenos têm mais probabilidades de serem benignos e as lesões maiores, particularmente as que excedem os 3 cm (massas), têm mais probabilidades de serem malignas.[65] 80% dos nódulos benignos têm menos de 2 cm de diâmetro. No entanto, o tamanho pequeno, por si só, não exclui o cancro do pulmão, uma vez que 15% dos nódulos malignos têm menos de 1 cm de diâmetro e 42% têm menos de 2 cm de diâmetro.[64] No nosso estudo, havia 57 nódulos com mais de 3 cm de dimensão, 51 eram malignos e 6 eram benignos, enquanto 55 nódulos com menos de 3 cm apenas 6 eram malignos e os restantes eram benignos.

As margens e os contornos dos nódulos podem ser classificados como lisos, lobulados ou espiculados. Embora a maioria dos nódulos com margens lisas e bem definidas seja benigna, estas caraterísticas nem sempre são diagnósticas de uma causa benigna e 21% dos nódulos malignos têm margens bem definidas[79] . Um contorno lobulado implica um crescimento irregular que está associado a malignidade. No entanto, a lobulação também ocorre em 25% das lesões benignas.[64] O nódulo com uma margem irregular ou espiculada com distorção dos vasos adjacentes (frequentemente descrito como tendo um aspeto de explosão solar ou corona radiata) é provavelmente maligno.[80] O sinal da coroa radiata é um cordão linear muito fino que se estende 4-5 mm para fora de um nódulo.[81] As margens espiculadas também podem resultar da cicatrização pulmonar e podem ser observadas em processos inflamatórios benignos, tais como pneumonia lipoide, pneumonia em organização, tuberculoma e lesões semelhantes a massas de fibrose maciça progressiva observadas na silicose complicada. No nosso estudo, 57 nódulos tinham margens espiculadas ou lobuladas, 51 dos quais eram malignos e os restantes eram benignos. 55 nódulos tinham margens lisas/regulares e, entre eles, 49 eram benignos e 6 eram malignos.

Existe uma sobreposição considerável nas caraterísticas internas dos nódulos benignos e malignos. A atenuação é considerada homogénea se a lesão tiver uma densidade uniforme em toda a sua extensão, enquanto as áreas internas de atenuação não homogénea são designadas como não homogéneas. A atenuação homogénea é observada na TC de secção fina tanto no nódulo benigno (55%) como no maligno (20%).[64] No nosso estudo, existem 98 lesões com atenuação interna heterogénea, das quais 90 eram malignas e 8 eram benignas. 59 lesões apresentavam atenuação interna homogénea e todas eram benignas. Foram efectuados vários estudos sobre as caraterísticas da atenuação. A Amercian Colleage of Radiology Imaging Network avaliou o nódulo como sendo de tecido mole, vidro despolido, misto de vidro despolido e tecido mole, água fluida, gordura ou calcificado.

Embora a cavitação possa ocorrer em nódulos pulmonares malignos, particularmente no carcinoma de células escamosas, lesões inflamatórias como abcessos, lesões granulomatosas infecciosas, granulomatose de Wegeners e enfartes pulmonares também podem cavitar. A maioria dos nódulos com espessura de parede >16mm são malignos e aqueles com espessura de parede <4mm são benignos. [64] Infelizmente, existe uma sobreposição significativa e a espessura da parede não pode ser utilizada isoladamente para diferenciar com confiança os nódulos cavitatórios malignos dos benignos. No meu estudo, havia quarenta e cinco nódulos cavitatórios. Trinta e dois tinham espessura de parede >16 mm, dos quais 30 eram malignos e 2 eram benignos. Treze tinham espessura de parede <4 mm, entre os quais 10 eram benignos e 3 eram malignos.

A presença e os padrões de calcificação num nódulo pulmonar solitário também podem ajudar a diferenciar nódulos benignos de nódulos malignos. Existem quatro padrões benignos de calcificação. Central, sólido difuso, laminado e "pop-corn". Os primeiros três padrões são tipicamente observados com infecções prévias, particularmente tuberculose ou histoplasmose. A calcificação em forma de pipoca é caraterística da calcificação condroide no hamartoma. Quando presentes, estes padrões são um indicador fiável de uma causa benigna. Infelizmente, 38-63% dos nódulos benignos não são calcificados e a prevalência relatada de calcificação em hamartomas na TC varia de 5-50%. [64] A calcificação no cancro do pulmão é raramente observada na radiografia do tórax, mas é vista na TC em até 6% dos casos e é tipicamente difusa e amorfa. A calcificação punctiforme também pode ocorrer no cancro do pulmão devido ao englobamento de uma lesão granulomatosa calcificada pré-existente e de metástases. A TC é 10 a 20 vezes mais sensível do que a radiografia padrão e permite uma avaliação objetiva e quantitativa da calcificação. A inspeção visual é suficiente para distinguir nódulos calcificados de nódulos não calcificados. No entanto, se a calcificação não for aparente, o valor de atenuação de 200HU é um bom discriminador de nódulos calcificados e não calcificados.[64]

A presença de gordura intra-nodular (atenuação -40 a -120HU) é um indicador fiável de hamartoma. A gordura é observada na TC em até 50% dos hamartomas e é melhor visualizada na TC de secção fina.[64] No nosso estudo, ... as lesões foram identificadas como tendo gordura intra-nodular e a histopatologia posterior confirmou-as como hamartoma.

Outro critério utilizado por um estudo é o realce do nódulo após a administração de contraste. A atenuação do nódulo é medida antes e depois da administração do contraste. O valor de realce é obtido calculando o valor de atenuação médio através do centro do nódulo no pico de realce pelo contraste e subtraindo o valor da linha de base. Um valor de realce inferior a 15HU é diagnóstico de benignidade.[81] Num outro estudo, o aumento da atenuação de 20HU foi considerado como o limiar para a deteção de um processo maligno. Mas, infelizmente, este critério não foi utilizado no nosso estudo.

A taxa de crescimento de um nódulo pode ser estimada se estiverem disponíveis imagens anteriores que permitam uma medição exacta das alterações no seu tamanho. O tempo de duplicação do volume dos tumores pulmonares malignos raramente é inferior a um mês ou superior a dois anos.[80,82] No entanto, no nosso estudo, este critério não foi considerado porque o tempo de estudo era limitado.

Apesar do processo contínuo de melhoria da tomografia computorizada, em que atualmente os aparelhos de tomografia computorizada combinam uma aquisição rápida, uma reconstrução rápida dos dados e um elevado nível de pormenor, esta técnica tem limitações importantes. Em alguns casos, os exames de TC mostram com muita precisão a extensão do tumor no interior do pulmão e prevêem a sua disseminação para além deste. No entanto, a questão de saber se o tumor invadiu a parede torácica ou o mediastino e, em caso afirmativo, se é cirurgicamente curável, permanece frequentemente sem resposta.

O único sinal de envolvimento de um gânglio linfático na TC é o aumento, o que não é muito fiável. A combinação da TC com a PET, quando esta estiver mais amplamente disponível, acrescentará imagens funcionais ao pormenor da TC e não só melhorará o estadiamento nodal e a avaliação de metástases à distância, como também reduzirá o número de procedimentos de intervenção desnecessários.

CONCLUSÃO:

A TC é uma modalidade de imagiologia rápida, fácil, não invasiva, sensível mas não muito específica no diagnóstico de malignidade em lesões pulmonares. É uma boa ferramenta de localização, no entanto, para um diagnóstico definitivo, é necessária uma biopsia.

CASOS

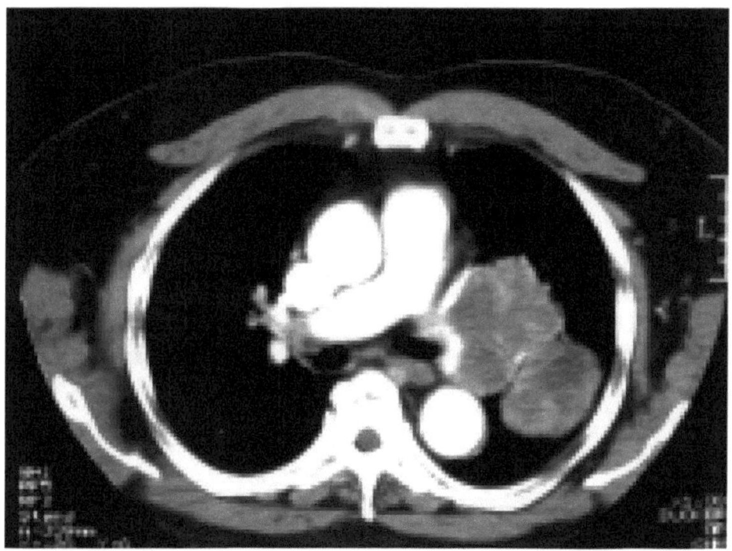

FIG. 13, CASO N.º 1: UMA MASSA LOBULADA OBSERVADA NO LOBO SUPERIOR ESQUERDO. A HISTOPATOLOGIA REVELOU TRATAR-SE DE UM CARCINOMA DE PEQUENAS CÉLULAS.

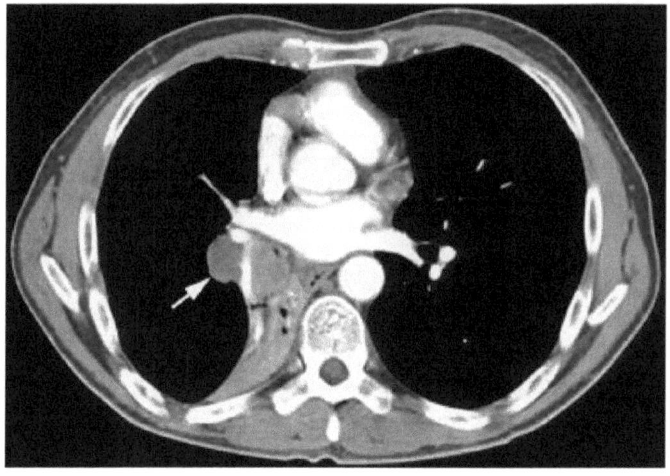

FIG. 14 , CASO Nº 2 : A TC MOSTRA UMA MASSA COM COLAPSO DO LOBO INFERIOR DIREITO. NA HISTOPATOLOGIA, FOI DIAGNOSTICADO COMO CARCINOMA DE CÉLULAS ESCAMOSAS

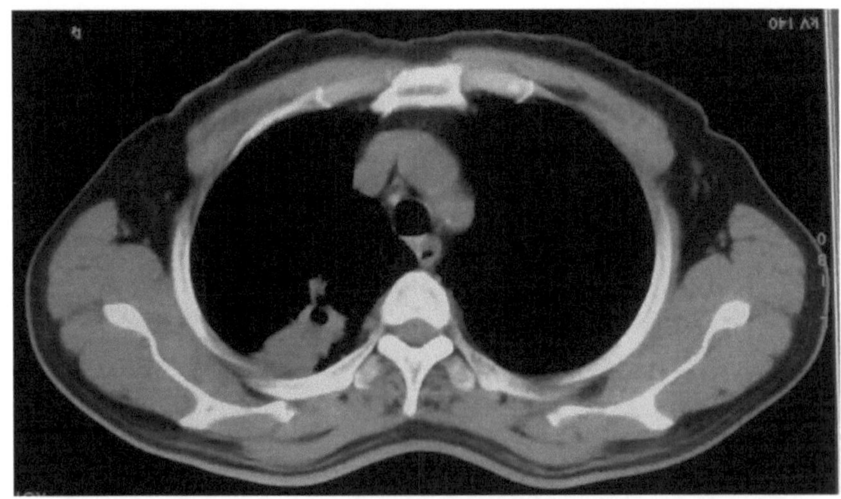

FIG. 15 , CASO N.º 3 : UMA PEQUENA MASSA DE TECIDO MOLE DE 3,5 CM NO LOBO SUPERIOR DIREITO COM MARGENS IRREGULARES E UMA CAVIDADE DE PAREDES FINAS. NA HISTOPATOLOGIA, TRATAVA-SE DE TUBERCULOSE.

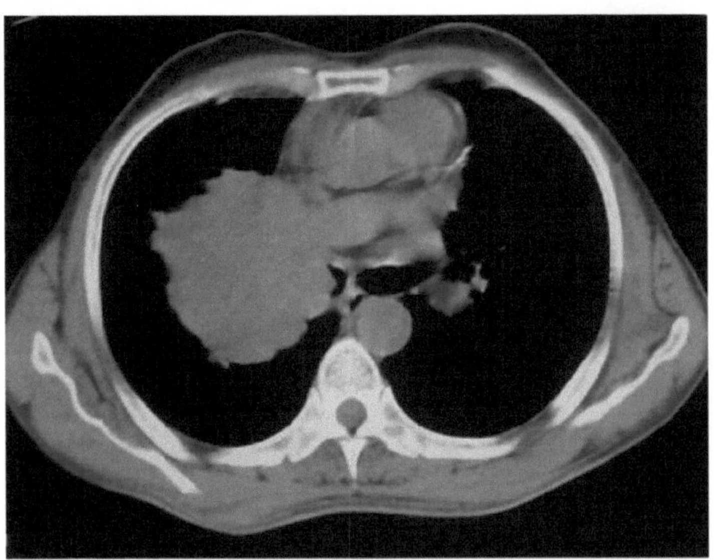

FIG. 16, CASO N.º 4: UMA GRANDE MASSA DE TECIDO MOLE DE 8 CM ENVOLVENDO O BRÔNQUIO PRINCIPAL DIREITO COM MARGENS ESPICULADAS. NA HISTOPATOLOGIA, TRATAVA-SE DE UM CANCRO DO PULMÃO DE CÉLULAS NÃO PEQUENAS (NSCLC).

REFERÊNCIAS:

1 Rana F, Rana H, Gill J, Saeed K. Epidemiology of lung cancer in Pakistani patients (Epidemiologia do cancro do pulmão em doentes paquistaneses). Ann King Edwards Med Coll. 1998;4(2):47-9.

2 Ravene J, Costello P, Silvestri G. Screening for lung cancer.Med Uni South Carolina. 2007;190/3/755.

3 Holdings N , Shaw P. Diagnostic imaging of lung cancer (Diagnóstico por imagem do cancro do pulmão). Eur Respir J. 2002; SS19;722-42.

4 Micheal B. Rubens, Simon P.G. Padley. In: David S. Text book of Radiology and Imaging London: Churchill Living Stone; 2003.107.

5 Cancro do pulmão-prevalência e prevenção-wiki Cancro.2007.

6 Carcinoma broncogénico - correlação patológica radiológica. Instituto de Patologia das Forças Armadas. Washington DC.

7 Sulaiman MI, Jibran R. Demografia dos doentes com carcinoma broncogénico e frequência dos tipos de células. Gomal Journal Med Sci.2006;4(1):2-6

8 Jahadli HA. Avaliação de doentes com cancro do pulmão. Guarda Nacional da Cidade Médica Rei Abdul Aziz.2008;3:74-8.

9 Jeong YJ ,Yi C , Lee KS . Solitary pulmonary nodules, detection, characterization & guidance for further diagnostic workup & treatment Am J Roentgenol. 2007; 188:57-68.

10 Toyoda Y, Nakayama T, Kusunoki Y, Iso H, Suzuki T. Sensibilidade e especificidade do rastreio do cancro do pulmão utilizando a tomografia computorizada de baixa dose do tórax. BrJCancer .2008; 98(10):1602-7.

11 Laurent F , Montardon M ,.Corneloup O.Ct and mri of lung cancer. Pubmed. 2006;73(2):133-42.

12 Lindell RM , Hartman TE , Swensen SJ , Jett JR , Midthun DE , Nathan MA . Experiência de rastreio do cancro do pulmão.Am J Roentgenol.2005;185:126-31.

13 Shetty CM , Lakhkar BN. Mudança do padrão do carcinoma broncogénico. Uma variação estatística ou uma realidade. Indian Radiol Imag. 2005;15(2):233-8.

14 Zeman RK, Brink JA. TC helicoidal / espiral. Princípios técnicos. Em CT helicoidal / espiral, abordagem

prática. New Yort: Mc Graw Hill; 1995: 1-26

1 5. Currey TS, Dowday JE, Murry RC. Christensen's physics of Diagnostic Radiology. Pennysylvania; Lea & Febiger; 1990: 289-322

16 Bushong SC, Tomografia Computorizada. Em Radiologic Science for Technologiest. St. louis: Mosby; 1993. 407-28

17 Blanck C. Princípios físicos fundamentais da imagiologia helicoidal. Understanding Helical Scanning. Williams e Wilkins. Pennsylvania: 1998;3-48

18 Mettler FA, Weist PW, Locken JA, Kelsey CA. CT scanning: patterns of use and dose. J Radiol Prot 2000; 20: 353-9.

1 9. Klingenbeck K, Schaller S, Flohr T, Ohnesorge B, Kopp AF, Baum U. Subsecond multi slice computed tomography: basics and applications. Eur J Radiol 1999; 31: 11024.

20 Ros PR, Hoon J. TC multisecção (multidetectores). Radiographics. 2002; 22: 697-700.

21 Ryan S ,Mc Nicholas M ,Eustace S . Anatomia para diagnóstico por imagem .2nd ed Philadelphia:Elsevier Limited ;2004:114-24.

22 Gray H. Anatomy of the Human Body (Anatomia do corpo humano). Philadelphia: Lea & Febiger, 1918; Bartleby.com, 2000. www.bartleby.com/107/

23 Webb WR. TC de secção fina do lóbulo pulmonar secundário: anatomia e a imagem - a palestra Fleischner 2004. Radiology. 2006 May;239(2):322-38.

24 Mountain CF, Dresler CM. Classificação dos gânglios linfáticos regionais para o estadiamento do cancro do pulmão. Chest 1997; 111:1718-23.

25 Dahnert W .Radiology Review manual .6th ed.Phildelphia:Lipincott Williams and Wilkins;2007:452-53.

26 Parkin DM, Bray F, Ferlay J, Pisani P. Global cancer statistics, 2002. CA Cancer J Clin. 2005 Mar-Abr;55(2):74-108.

27 Jemal A, Siegel R, Ward E, Hao Y, Xu J, Thun MJ. Estatísticas do cancro, 2009. CA Cancer J Clin. 2009 Jul-Aug;59(4):225-49. Epub 2009 May 27.

28 Isaac Hassan . Imagiologia no estadiamento do cancro do pulmão.Medscape Reference.2011,May

29 Jemal A, Thun MJ, Ries LA, Howe HL, Weir HK, Center MM, et al. Relatório anual para a nação sobre o estado do cancro, 1975-2005, com tendências no cancro do pulmão, consumo de tabaco e controlo do tabaco. J Natl Cancer Inst. 2008 Dec 3;100(23):1672-94. Epub 2008 Nov 25.

30 Alberg AJ, Samet JM. Epidemiologia do cancro do pulmão. Chest. 2003 Jan;123(1 Suppl):21S-49S.

31 Doll R, Peto R, Boreham J, Sutherland I. Mortality in relation to smoking: 50 years' observations on male British doctors. BMJ 2004 Jun 26;328(7455): 1519. Epub 2004 Jun .

32 Kaufman EL, Jacobson JS, Hershman DL, Desai M, Neugut A. Effect of breast cancer radiotherapy and cigarette smoking on risk of second primary lung cancer. J Clin Oncol. 2008 Jan 20;26(3):392-8.

33 Hodgson DC, Koh ES, Tran TH, Heydarian M, Tsang R, Pintilie M, et al. Individualized estimates of second cancer risks after contemporary radiation therapy for Hodgkin lymphoma. Cancer. 2007 Dec 1;110(11):2576-86.

34 Travis WD, Brambilla E, Müller-Hermelink HK, et al. Pathology and Genetics: Tumours of the Lung, Pleura, Thymus and Heart (Tumores do Pulmão, Pleura, Timo e Coração). Lyon, IARC, 2004.

35 Hyde L, Hyde CI. Manifestações clínicas do cancro do pulmão. Chest 1974; 65:299.

36 Chute CG, Greenberg ER, Baron J, Korson R, Baker J, Yates J. Presenting conditions of 1539 population-based lung cancer patients by cell type and stage in New Hampshire and Vermont. Cancer. 1985 Oct 15;56(8):2107-11.

37 Line DH ,Deeley.The necropsy findings in carcinoma of bronchus .Br J .Dis .2006, June. Chest65: 238-242,1971.

38 Colice GL. Detetar o cancro do pulmão como causa de hemoptise em doentes com uma radiografia de tórax normal: broncoscopia vs TC. Chest. 1997 Apr;111(4):877-84.

39 Kuo CW, Chen YM, Chao JY, Tsai CM, Perng RP. Non-small cell lung cancer in very young and very old patients (Cancro do pulmão de células não pequenas em pacientes muito jovens e muito idosos). Chest. 2000 Feb;117(2):354-7.

40 L Irving .Deteção de metástases ósseas no cancro do pulmão de células não pequenas (NSCLC).Journal of

clinical oncology 2004 ASCO Annual meeting Proceedings .(Post meeting Edition).Vol 22,No 14S.

41 Piehler JM, Pairolero PC, Gracey DR, Bernatz PE. Paralisia diafragmática inexplicada: um prenúncio de doença maligna. J Thorac Cardiovasc Surg 1982 Dec;84(6):861-4.

42 JJ Erasmus ,E F Patz,H P Mc Adams,J G Murray , J Herndon, R E Coleman, P C Goodman. Avaliação de massas supra-renais em doentes com carcinoma broncogénico utilizando a tomografia por emissão de positrões com 18 F - Fluorodeoxiglucose.AJR 1997, maio.Vol168 no.5.1357-1360.

43 Roberts JR, Blum MG, Arildsen R, Drinkwater DC Jr, Christian KR, Powers TA, et al. Comparação prospetiva do estadiamento radiológico, toracoscópico e patológico em doentes com cancro do pulmão de células não pequenas inicial. Ann Thorac Surg 1999 Oct;68(4):1154-8.

44 P Kormas , J R Bradshaw, K Jeyasingham .CT pré-operatória do cérebro no carcinoma broncogénico de células não pequenas .An International Journal of Respiratory Medicine. 1992 Feb;47(2):106-108.

45 Prakash UB, Reiman HM. Comparação da biópsia por agulha com a análise citológica para a avaliação do derrame pleural: análise de 414 casos. Mayo Clin Proc 1985 Mar;60(3):158-64.

46 Richard AB, Heine Hansen. Hipercalcemia no carcinoma broncogénico: estudo prospetivo de 200 doentes. Annals of internal medicine.1973 Nov.

47 Albrechts S, Keller Alain.Reversibilidade pós-quimioterapêutica da osteoartropatia hipertrófica num doente com adenocarcinoma broncogénico.2003 junho.Vol 28-Issue 6;463-466.

48 D Speden , F Nicklason , H Francis , J Ward . O uso de pamidronato na osteoartropatia pulmonar hipertrófica (HPOA). Australian New Zealand Journal of Medicine.1997 junho .Vol 27 ,Issue 3.307-310.

49 Ali NK. Imagiologia na osteoartropatia hipertrófica. 2011 maio.

50 Schumacher T, Brink I, Mix M, Reinhardt M, Herget G, Digel W, et al. FDG-PET imaging for the staging and follow-up of small cell lung cancer. Eur J Nucl Med 2001 Apr;28(4):483-

51 Gauri LA ,Agarwal NK , Banerjee S ,Misra SN .Manifestação neurológica associada ao carcinoma broncogénico . J Indian Med Assoc.1990 Aug ;88(8):224-6.

52 Erasmus JJ, Patz EF Jr, McAdams HP, Murray JG, Herndon J, Coleman RE, et al. Avaliação de massas supra-renais em doentes com carcinoma broncogénico utilizando a tomografia por emissão de positrões com

18F-fluorodeoxiglucose. AJR Am J Roentgenol 1997 May;168(5):1357-60.

53 Ujoomdar A, Austin JH, Malhotra R, Powell CA, Pearson GD, Shiau MC, et al. Clinical predictors of metastatic disease to the brain from non-small cell lung carcinoma: primary tumor size, cell type, and lymph node metastases. Radiology. 2007 Mar;242(3):882-8. Epub 2007 Jan 17.

54 Khan M, Hasan S, Sami S. Non-small cell lung cancer: disease spectrum and management in a tertiary care hospital. J Pak Med Assoc Oct 2000;50(10):330-3

55 Parvez T, Allam AR, Iskandrani A, Khan MA. Present trends in the treatment of advanced Non-Small-Cell Lung cancer (Tendências actuais no tratamento do cancro do pulmão de células não pequenas avançado). J Coll Physicians Surg Pak Aug 2003;13(8):483- 90.

56 Mountain CF. O Sistema Internacional de Estadiamento do Cancro do Pulmão. Semin Surg Oncol. 2000;18:106-115.

57 Flieder DB, Port JL, Korst RJ. Tumor size is a determinant of stage distribution in t1 non-small cell lung cancer. Chest. outubro de 2005;128(4):2304-8.

58 Greene FL. American Joint Committee on Cancer, American Cancer Society, AJCC Cancer Staging Manual. 6ª ed. Nova Iorque: Springer Verlag; 2002.

59 David O , Alan MF , Steven HF. The solitary pulmonary nodule.2003 June. N Engl J Med 348;25.

60 W Richard Webb. Radiologic evaluation of solitary pulmonary nodule . 1989 Nov. AJR 154:701-708.

61 Johnsey L Jeffrey SK . Os nódulos pulmonares solitários. 2002 Jan. Clínicas Radiológicas da América do Norte Vol40;No 1.

62 David O,Alan F. Evaluation and management of solitary pulmonary nodule (Avaliação e tratamento do nódulo pulmonar solitário). 2000Fev. Am J Respir Crit Care Med Vol 162;782-87.

63 Primary Care Medicine:office evaluation and management of the adult patient. 6th ed.Lippincott Williams & Wilkins;2009:cap44.

64 Feremy FE ,John EC, H Page M ,Victor LR.Nódulos pulmonares solitários :ParteI .Avaliação morfológica para diferenciação de lesões benignas e malignas .RSNA2000.

65 David O, Alan MF, Steven HF. O nódulo pulmonar solitário.2003 Jun.N Engl J Med 348;25.

66 Guangming L, Zhongqui W, Hong Z, Linfeng C, Yingxin C, Jiang Wu etal. A vantagem da integração de PET e CT no exame de tumores pulmonares. 2007 Jul.International J Biomed Imag ;Vol2007:5.

67 Shanna KK ,Martin AA , Jonathan G ,Barbara JF ,Magnus D, Mthew B etal. Exatidão da PET/CT na carateriZação de lesões pulmonares solitárias. Jour Nuc Med2007 Feb. Vol28 ,No2.

68 Haura E. Tratamento do cancro do pulmão avançado de células não pequenas; uma revisão dos actuais ensaios aleatórios e uma análise das terapêuticas emergentes. Abstracts Hematology and Oncology.1999.2:15-18.

69 Martini N. Operable lung cancer. A cancer Journal for clinicians .1993;43:201-214.

70 Hinson J ,Perry M. Small cell lung cancer .A cancer Journal for clinicians .1993;43:216-255.

71 Cohen V, Khuri F. Progress in lung cancer chemoprevention.Cancer control.2003; 10:315-324.

72 Frumkin H, Thun M. Arsénico. Um cancro para os clínicos.2001:51:254-262.

73 JA Verschakelen ,J Bogaert ,W Dewever. Tomografia computorizada no estadiamento do cancro do pulmão. Eur Respir J 2002;19:suppl 35,40s-48s.

74 Choi etal . Korean J Radiol.2008;9:401-8.

75 Bhurgi Y, Bhurgi A ,Usman A ,Sheikh N ,Faridi N ,Malik J etal. Pathoepidemiology of lung cancer in Karachi(1995-2002).Asian Pac J Cancer Prev .2006;7:60-4.

76 Parkin DM , Bray F ,Ferlay J e Pisani P. Global cancer statistics ,2002.CA Cancer J Clin 2005;55;74-108.

77 Khan MB ,Mashood AA ,Qureshi AA, Ibrar K .Tuberculose -Padrão de doença e rendimento da microscopia de expetoração .Pak J Chest Med .2005 Dec2005 :11(4):11-9.

78 Office for National statistics,Cancer statistics registrations:Registo de cancro diagnosticado em 2005, Inglaterra. Série MBI n.º 36.2008.

79 Siegelman SS ,Zerhouni EA ,Leo FP ,Khouri NF ,Stitik FP.CT of solitary pulmonary nodule.AJR 1980;135:1-13.

80 Gurney JW . Determinação da probabilidade de malignidade em nódulos pulmonares solitários com análise Bayesiana. Radiologia 1993; 186;405-413.

81 Johnsey L , Jeffrey SK.The solitary pulmonary nodule.2002 Jan.Radiologic clin Nor Amer.Vol40.No. 1

82 Huston J III ,Muhm JR . Opacidades pulmonares solitárias; tomografia simples Radiology 1987;163: 481-5.

REFRÊNCIAS

i Rana F, Rana H, Gill J, Saeed K. Epidemiology of lung cancer in Pakistani patients .Ann King Edwards Medical Coll.1998; 4(2):47-9.

ii Ravene J, Costello P , Silvestri G.Screening for lung cancer. Universidade Médica da Carolina do Sul.2007;190/3/755.

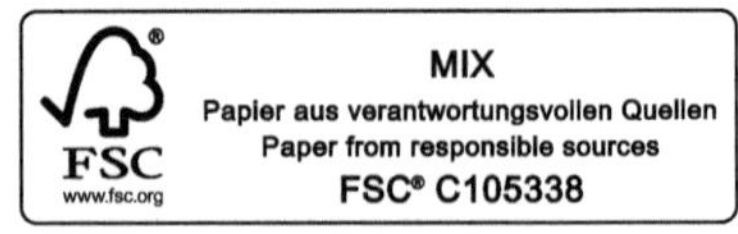

Printed by Books on Demand GmbH, Norderstedt / Germany